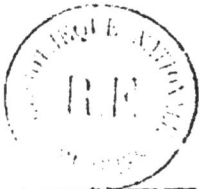

MANUEL

DU

SAUVETEUR-SECOURISTE

DE *LA VIGIE*

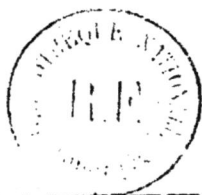

MANUEL

DU

SAUVETEUR-SECOURISTE

DE *LA VIGIE*

LA VIGIE

MANUEL

DU

SAUVETEUR-SECOURISTE

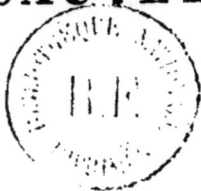

PAR

Le Docteur A. CHARVET

Président d'honneur de la Société
Officier d'Académie
Médaille d'or de première classe des Épidémies

———•✕•———

PARIS

—

1907

AVANT-PROPOS

Le groupement général de la batellerie vient d'être doté d'une de ces institutions foncièrement humanitaires qui honorent également ceux qui se mettent à leur tête et ceux qui s'y associent.

Sur l'initiative de votre camarade M. *Georges Amand fils*, la Société des *Sauveteurs secouristes* LA VIGIE est créée.

Elle réunira, sous son nom symbolique, autour de celui qui en fut le Promoteur et qui en est aujourd'hui le Président, tous ceux qui sont, comme lui, animés du désir de secourir ceux que frappe le malheur et qui ont à cœur de justifier par leurs actes la noble devise que votre vaillant Président, M. Joseph CHAVONIN, a inscrite sur votre bannière :

TOUS POUR UN. UN POUR TOUS!

Vivant plus isolés du monde que les autres travailleurs, les mariniers comprendront quels services rendront à la corporation ces groupes d'hommes et de femmes de bonne volonté dont le dévouement éclairé apportera dans les accidents des secours efficaces et saura prodiguer aux malades des soins judicieux.

Comme l'a dit M. Georges Amaud dans son discours d'inauguration de la Société, le rôle des membres de LA VIGIE sera complexe.

Sauveteurs, Vous devez savoir agir en cas de noyade, d'incendie ou d'accident.

Secouristes, Il faudra que vous sachiez donner les premiers soins aux victimes du sinistre.

Hospitaliers, Vous devez seconder le médecin au lit du malade et quelquefois même le remplacer.

Nous ne saurions trop vous féliciter d'avoir admis les femmes parmi vous.

Les malades surtout trouveront en elles ce dévouement affectueux cette patience, cette délicatesse exquise et cette influence morale faite de douceur et d'énergie dont Dieu a formé l'âme féminine et qui font trouver dans toute femme une sœur de charité.

Pour que vous soyez à la hauteur de la tâche que vous vous imposez, il faudra que vous appreniez à vous servir des divers engins employés pour combattre les sinistres et leur arracher leurs victimes. Cette partie de votre éducation ne nous appartient pas. Nous voulons simplement vous enseigner quelle doit être votre conduite auprès d'un blessé et vos fonctions au lit des malades.

Afin de répondre à ce double but, et pour éviter des longueurs et des redites, nous avons divisé ce manuel en deux parties :

La première a pour titre : *le Brancardier*. Nous y avons réuni les cas d'accidents qui peuvent mettre la vie humaine en danger imminent et qui réclament un secours immédiat.

La seconde partie : *l'Infirmier*, vous initiera aux soins à donner aux malades et vous permettra d'être, pour le médecin, un assistant et même un suppléant sur lequel il pourra absolument compter.

Vous aurez mille occasions de prouver toute la grandeur de votre mission. Dans les localités dépourvues de médecins et de pharmaciens, vos services seront inappréciables.

Nous nous sommes appliqué à exposer chaque partie aussi brièvement, aussi simplement et aussi clairement que possible, car nous ne vous remettons ici qu'un simple guide de premiers secours et de garde-malade, nous réservant de le compléter par l'enseignement oral et, espérons-nous, en mettant bientôt entre vos mains un travail plus complet.

MANUEL

DU

SAUVETEUR-SECOURISTE

PREMIÈRE PARTIE
Le Brancardier

—

CHAPITRE PREMIER

Le Sauveteur. — Le matériel. — Sac d'ambulance. — Boîtes
de secours. — Le brancard. — La bouée. — Les lignes. —
Le scaphandre.

Énergique, dévoué, patient, adroit et doux : tel doit
être le sauveteur-secouriste.

Nous ajouterons que celui de *la Vigie* doit joindre à
ces qualités celle d'excellent nageur.

Tout homme ainsi doué, lorsqu'il aura des notion
théoriques suffisantes, qu'il sera bien au courant des
moyens et des ressources dont il peut disposer et qu'une
étude pratique l'aura rompu aux exercices de sauvetage,
sera toujours à même, en temps de paix comme en temps
de guerre, d'accomplir la plus sainte des actions humai-
nes : Sauver la vie de son semblable !

Avant d'étudier en détail chacun des cas où il sera fait appel à votre courage et à votre dévouement, voyons quel est le matériel du sauveteur-secouriste.

Ce matériel comprend principalement.

1º **Le sac d'ambulance.** — Ce sac, destiné à être transporté le plus rapidement possible sur le lieu du sinistre, ne doit contenir que les objets strictement nécessaires à un premier secours. C'est à proprement parler notre arsenal chirurgical.

La composition du sac d'ambulance varie peu. Quelle que soit sa composition, les sauveteurs devront tous la connaître à fond pour qu'au moment de l'action il n'y ait pas de perte de temps en tâtonnements inutiles.

Si tous les sauveteurs doivent connaître la composition du sac, il est indispensable que la garde en soit confiée à un seul, qui veillera scrupuleusement à son entretien et en sera responsable.

Les diverses pièces devront toujours être rangées dans le même ordre; celles hors d'usage ou qui auront été employées seront immédiatement remplacées.

2º **La Caisse ou Boîte de Secours.** — Celle-ci constitue la réserve de médicaments. C'est notre pharmacie.

Elle peut être construite assez légèrement pour pouvoir être transportée; mais elle sera de préférence installée à poste fixe.

Dans la caisse de secours comme dans le sac d'ambulance sera placé un carnet portant la liste des objets de pansement, des instruments et des médicaments d'après l'ordre dans lequel ils se trouvent.

Pour les médicaments de la boîte de secours, sauf lorsqu'il est impossible de les avoir sous cette forme,

nous donnons la préférence aux *comprimés*. Le remède
a ainsi le double avantage de tenir peu de place, d'être
d'un maniement facile et d'un dosage rigoureusement
exact.

La forme du sac d'ambulance, comme sa composition,
comme la forme et la composition de la boîte de secours,
varie peu. Lorsque vous serez possesseurs de ces parties du matériel, il vous suffira d'en avoir fait l'examen
attentif pour savoir vous en servir sans hésitation au
moment voulu.

3° **Le Brancard.** — Il en existe un grand nombre. Le
système de Franck et Chauveau et celui d'Ingrain sont les
plus usités. Le brancard d'Ingrain, adopté par les troupes
de montagne, peut se replier suffisamment pour être
porté sur le sac. M. Dielh, secouriste de Bois-Colombes,
en a construit un sur le principe de la brouette, qui permet le transport d'un blessé par un seul homme.

Le brancard des ambulances de l'armée française se
compose :

1° De deux hampes ;

2° De deux traverses d'écartement ;

3° De quatre pieds ;

4° D'une toile ;

5° De deux bretelles.

Les *hampes* (en pitch-pin pour le modèle actuel) ont
une longueur de 2 m. 25 ; elles sont équarries sur toute
la longueur occupée par la toile ; leurs extrémités,
arrondies, se terminent en boule pour empêcher les bretelles de glisser.

Les *traverses d'écartement* sont en fer, munies en
leur milieu d'une charnière qui permet de les ouvrir et

de les fermer comme un compas. Elles se fixent par leurs deux extrémités à chacune des hampes.

A chaque hampe, *deux pieds* en bois garnis d'une lame de fer sont fixés par des boulons sur lesquels ils pivotent, ce qui permet de les placer perpendiculairement aux hampes lorsqu'on monte le brancard et parallèlement lorsqu'il est démonté. Des arrêts à crochet limitent leur mouvement. Les pieds de l'extrémité supérieure croisent la hampe et la dépassent de o m. 12 centim. au-dessus et au-dessous ; les deux autres pieds ne dépassent pas la hampe par-dessus. Les pieds de l'extrémité tête sont garnis à leur bout supérieur d'un bouton en fer pour accrocher la toile.

La *toile*, d'une longueur de 1 m. 80, est clouée sur les trois quarts de sa longueur au bord externe de la hampe. Le quart restant, lorsque le brancard est monté, forme un plan incliné destiné à soutenir la tête du blessé. Pour cela on fixe les deux coins libres de la toile à chacun des pieds de l'extrémité tête, dont le bout est muni du boulon en fer dont nous venons de parler et qui est destiné à entrer dans un œillet en cuivre qui garnit le bord libre de la toile.

Les *bretelles*, en tissu de chanvre, se terminent d'un côté par une anse du tissu, de l'autre par un bout de cuir percé de trous munis d'œillets et d'une boucle. On engage la lanière de cuir avec la boucle pour former la seconde anse. Les trous de la lanière et la boucle servent à régler la longueur de la bretelle.

Ce brancard, d'un poids de dix kilogr. environ, est d'un transport facile.

Tel est le matériel élémentaire du sauveteur-secouriste. Mais en outre de ces articles principaux nous voudrions que le sauveteur secouriste de *la Vigie* disposât encore des divers autres engins qui servent au sauvetage des noyés.

La *bouée*, la *ligne de sauvetage* doivent faire partie de son arsenal et il doit savoir s'en servir.

Nous désirerions aussi que l'emploi du *scaphandre* lui soit connu.

Il ne suffit pas, en effet, de compter sur son seul dévouement et sur sa seule énergie morale, il faut encore pouvoir disposer des moyens de se dévouer d'une manière efficace.

CHAPITRE II

Montage et Démontage du Brancard.

La pratique vous apprendra à vous servir des diverses pièces du matériel. Au fur et à mesure que nous étudierons les divers cas, nous vous indiquerons l'emploi de la bande hémostatique, du tourniquet, de la pince à langue, etc., etc. — La manœuvre du brancard demande à être exposée à fond.

Voici cette manœuvre :

Deux brancardiers sont nécessaires pour l'exécuter. (On les choisit de taille à peu près égale.)

Ils se placent l'un derrière l'autre.

Le brancardier du premier rang tient le brancard plié, appuyé contre lui et soutenu par le bras et la main gauche; la tête du brancard en haut; le bout inférieur des hampes reposant sur le sol.

MONTAGE DU BRANCARD

On commande :

Préparez-vous à monter le brancard. — Le brancardier du premier rang fait demi-tour; le brancardier second rang fait trois pas en arrière.

Le montage du brancard se décompose en quatre temps.

1er **Temps** : *Montez le brancard.* — Le brancardier 1er rang présente l'extrémité tête des hampes au

brancardier 2ᵉ rang, qui les saisit de la main gauche.
— Les deux brancardiers passent les hampes sous leur
bras gauche et se fendent du pied droit. — Ils débou-
clent les courroies et déroulent les bretelles en les faisant passer de la main droite dans la main gauche par
dessus les hampes. — Ils reprennent la position *fixe*, en
passant les bretelles autour de leur cou et dégageant
l'anse de la hampe.

2ᵉ Temps : *Ouvrez le brancard.* — Les deux brancardiers écartent les jambes : le premier à droite, le second à gauche. — Ils fléchissent les jarrets en appuyant
le bout des hampes sur leurs cuisses. — Ils prennent les
hampes de la main gauche et déroulent la toile de la
main droite. — Ils redressent les pieds du brancard. —
Le brancardier du côté tête engage dans les œillets de
cuivre des bords libres de la toile le bouton du pied
correspondant à chaque côté.

3ᵉ Temps : *Tendez.* — Chaque brancardier, saisis-
sant par son milieu, près de l'articulation, la tige d'écartement qui est de son côté, l'attire vivement vers lui.

4ᵉ Temps : *Posez.* — Les deux brancardiers se redressent. — Le brancardier du 1ᵉʳ rang prend dans sa
main droite la hampe qui repose sur sa cuisse gauche. —
Le brancardier du second rang prend de la main gauche
la hampe qui repose sur sa cuisse droite. — Tenant
ainsi les deux extrémités de la même hampe, ils font
pivoter le brancard autour d'elle et reçoivent l'autre
hampe dans leur main libre. — Le brancard, qui a été
jusque-là sens dessus-dessous, est alors dans sa position
normale. — Les deux brancardiers se baissent alors
ensemble, déposent le brancard sur ses quatre pieds et
se relèvent.

TRANSPORT DU BRANCARD

Le brancard étant monté et posé à terre, le brancardier du 2ᵉ rang fait demi-tour. Il tourne le dos au brancard. — Les deux brancardiers se baissent, engagent la hampe dans la boucle de la bretelle (hampe gauche), enroulent deux fois la lanière de cuir de la bretelle à la poignée de la hampe droite, assujettissent la patte de cuir à la boucle pour que les bretelles aient une longueur proportionnelle à leur taille.

Aux commandements de :

Levez ! — Les deux brancardiers se relèvent sans brusquerie.

Marche! — Les deux brancardiers partent, celui du 2ᵉ rang, qui sera devant, du pied gauche, celui du 1ᵉʳ rang, du pied droit. — Cette discordance du pas a pour but de diminuer le balancement.

Halte ! — Les deux brancardiers s'arrêtent en ramenant en ligne le pied resté en arrière ; il fléchissent sur les cuisses et déposent doucement le brancard à terre.

DÉMONTAGE DU BRANCARD

Le démontage du brancard se décompose aussi en quatre temps.

1ᵉʳ Temps : *Démontez le brancard.* — Les deux brancardiers s'accroupissent. — Ils retirent les bretelles des poignées des hampes et se redressent. — Celui qui marche devant, c'est-à-dire le brancardier 2ᵉ rang au début de la manœuvre, fait demi-tour pour faire face à son camarade.

2ᵉ Temps : *Fermez le brancard.* — Tous deux retournent le brancard sens dessus dessous, en le faisant pivoter sur sa hampe gauche, comme au 4ᵉ temps du montage. — Ils appuient le genou sur l'articulation du compas d'écartement (le brancardier du côté tête appuie le genou droit, son camarade le genou gauche). — Ils repoussent cette articulation vers le milieu du brancard. — Ils fléchissent alors les jambes en les écartant un peu pour appuyer sur chaque cuisse le bout de la hampe correspondante. — Le brancardier de tête dégage la têtière des boutons des supports et la replie sur la portion fixe de la toile. — Ils rabattent les pieds parallèlement aux hampes, et, en se redressant, ils rapprochent vivement les deux hampes l'une de l'autre.

3ᵉ Temps : *Roulez.* — Les deux hampes étant rapprochées, la toile est roulée autour d'elles de gauche à droite.

4ᵉ Temps : *Bouclez.* — Chaque brancardier enfile la hampe qui est à sa droite dans l'anse de la bretelle. — Tous deux passent les deux hampes sous leur bras gauche et enroulent solidement la bretelle de gauche à droite autour du brancard dont chaque bretelle doit recouvrir la moitié de la longueur, de manière à boucler les deux sur son milieu.

Les deux hommes se redressent. — Le premier brancardier reprend le brancard, qu'il place debout contre lui en le soutenant du bras gauche. — Il fait demi-tour, et son camarade vient se placer derrière lui, en faisant trois pas en avant.

CHAPITRE III

Relèvement. — Conduite. — Transport d'un blessé.

Il est bien difficile d'expliquer théoriquement la manière dont il faut opérer le sauvetage et le relèvement d'un blessé. Chaque accident se présente avec des circonstances qui peuvent varier à l'infini. C'est l'esprit d'initiative, le coup d'œil, le sang-froid qui peuvent amener à bien une entreprise souvent aussi dangereuse pour le sauveteur que pour la victime.

Pour dégager un blessé et l'enlever du lieu de l'accident, il faut se hâter sans se presser. Si, par exemple, la victime est sous des décombres, il faut l'en débarrasser méthodiquement en cherchant d'abord à rendre libres le visage et le tronc. Il faut surtout, lorsqu'il n'y a place que pour un ou deux sauveteurs, éviter à tout prix qu'un excès de zèle en amène davantage. Vous vous gêneriez les uns les autres et perdriez un temps dont les minutes sont précieuses.

Pour relever un blessé, pour le placer sur une voiture ou un brancard, il faut beaucoup d'habitude et une grande pratique que vous n'acquerrez que par des exercices fréquents.

Dans un danger imminent, *un seul homme* peut opérer un sauvetage, pourvu que cet homme soit bien exercé, qu'il soit suffisamment vigoureux et qu'il ait à la fois beaucoup d'audace et beaucoup de sang-froid.

Pour faire le sauvetage par *un seul*, on peut s'y prendre de quatre façons :

1° Porter le blessé comme on porte un enfant, c'est-à-dire un bras passé sous ses cuisses. — Le blessé, étant assis sur le bras gauche du sauveteur, entourera le cou de celui-ci de son bras droit. Le bras droit du sauveteur restera libre.

2° Placé à la gauche du blessé, le sauveteur plie le genou droit et engage la main droite sous l'aisselle gauche du patient, les quatre doigts en arrière et le pouce en avant, c'est-à-dire au-dessus de l'épaule. — La main gauche est engagée sous l'aisselle droite, mais inversement, c'est-à-dire le pouce en arrière et les quatre autres doigts en avant de l'épaule. — D'un mouvement fort, le blessé est soulevé et en même temps le sauveteur se relève en faisant passer son bras gauche au-dessus de sa tête. Le blessé fait demi-tour sur lui-même et les deux hommes sont dos à dos. Le sauveteur dégage sa main droite, qui devient libre, et emporte le blessé comme les forts de la halle portent un sac de blé.

Les sauveteurs anglais excellent dans ce tour de force qui, à notre avis, ne peut pas être mis en usage courant.

3° Si l'on a affaire à une personne qui ne peut s'aider en rien, un paralytique, par exemple, on la met sur son séant, on passe une corde suffisamment longue et solide ou un drap roulé sous ses jarrets de manière que les bouts soient égaux de chaque côté; on croise le lien sur la poitrine; on dirige chaque bout sous chaque bras. Puis le sauveteur, s'accroupissant dos à dos avec la victime, passe sur chacune de ses épaules un des bouts du lien comme deux bretelles et attache les deux chefs sur sa

propre poitrine. — Le sauveteur ayant ainsi chargé le
blessé ou le malade sur son dos a le libre usage des deux
mains.

4º La quatrième manière consiste à porter la personne
à sauver à califourchon sur le dos du sauveteur qui
pourra la soutenir en passant son bras gauche sous le
siège.

Lorsque le blessé peut marcher, mais qu'il est étourdi
ou affaibli, si le sauveteur est seul, il le soutiendra en
lui passant la main qui est de son côté sous l'aisselle et
en prenant dans sa main restée libre la main du même
côté par lequel il le soutient.

Si deux secouristes conduisent un blessé, celui de
droite passe sa main gauche sous l'aisselle droite du
blessé et prend la main gauche du blessé dans sa main
droite en allongeant un peu le bras. Le sauveteur de
gauche opère de la même manière, mais en sens inverse.

Quand on se mettra en marche, le secouriste de droite
partira du pied droit, le secouriste de gauche, du pied
gauche.

Le transport d'un blessé peut se faire par un, deux ou
trois hommes. Il est rare qu'on soit obligé d'être quatre
pour opérer cette manœuvre. Le relèvement et le transport par deux sauveteurs est le plus facile et le meilleur.

Lorsqu'il n'y a qu'un sauveteur pour transporter un
blessé, deux cas se présentent : ou bien le sinistré a
assez de force pour seconder son sauveteur, ou bien le
sauveteur ne doit compter que sur ses seules forces.

Dans le premier cas, il peut l'emporter à cheval sur
son dos.

Dans le second cas, si le sujet est d'un poids léger, un
enfant, il peut le mettre sous son bras.

Dans les cas plus difficiles, le sauveteur, plaçant un genou en terre, passe un bras sous les reins, l'autre sous les fesses du blessé, qui lui enlacera le cou des deux bras, et il l'enlèvera ainsi. — Avec de l'habitude, un homme de force moyenne arrive à porter un sujet très lourd.

Dans le transport d'un sinistré par deux sauveteurs, si le blessé peut être transporté assis, les deux sauveteurs se placent l'un à droite, l'autre à gauche. Celui de droite passe sa main droite et celui de gauche sa main gauche sous le siège du blessé et leurs deux autres bras derrière ses épaules: Les mains et les bras des sauveteurs sont entrecroisés pour que le blessé y soit comme sur une chaise à dossier. — Le blessé soulagera ses porteurs en appuyant, s'il le peut, un de ses bras ou ses deux bras sur leurs épaules. Au commandement de : *Attention... Debout !* fait par celui qui dirige la manœuvre, les sauveteurs se relèvent tous les deux doucement, et, au commandement de *Marche !* le porteur de droite part du pied droit et celui de gauche du pied gauche. Ils marchent ainsi latéralement vers l'endroit où doit être déposé le blessé.

Quand le blessé est assez fort pour se servir de ses bras, on peut le porter en faisant ce que les enfants appellent dans leurs jeux LA CHAISETTE. — Les deux sauveteurs placés de chaque côté du blessé, un genou en terre, entrelacent leurs mains de la façon suivante: chacun saisit son propre poignet gauche de la main droite; puis de la main gauche, il prend le poignet droit de son camarade. Le blessé se soulevant un peu et enlaçant de chaque côté le cou des sauveteurs, on glisse les mains entrelacées sous son siège. On a ainsi un portoir plus large que le précédent, mais sans dossier.

Les commandements pour se relever et se mettre en

2

marche et la suite de la manœuvre se font comme pour la précédente.

Si le blessé ne peut être transporté que couché, les deux sauveteurs placés à ses côtés, comme il vient d'être dit, passent l'une de leurs mains sous le dos, l'autre sous les cuisses, près des jarrets, et les entrecroisent pour donner deux points d'appui solides.

Les commandements de relèvement et de mise en marche s'exécutent comme pour les deux manœuvres ci-dessus.

Si le sujet à sauver est complètement inerte, ou si l'on est obligé de passer par un endroit qui ne permet pas à deux hommes de marcher de front, l'un des sauveteurs se place, un genou en terre, derrière le dos du sinistré ; il l'appuie contre sa poitrine ; lui passe chacun de ses bras sous les aisselles de manière à croiser les mains sur la poitrine de la victime. — Son camarade se place entre les jambes du blessé et passe chaque main sous le jarret correspondant. — Au commandement de :

Attention : *Debout*. — Ils se relèvent ensemble et partent en même temps du *pied gauche*.

Pour le relèvement et le transport par deux sauveteurs, d'un sujet qui a une fracture du membre inférieur le premier sauveteur fait le relèvement comme s'il était seul ; le second passe les deux mains sous les membres inférieurs en ramenant doucement le membre fracturé contre le membre sain. Aux commandements ordinaires, ils se relèvent et se mettent en marche en s'avançant de front. Le sauveteur chargé des membres inférieurs devra veiller à ce que le membre fracturé ait la position la plus normale et la moins douloureuse. Il se guidera sur la position du membre sain. Il marchera de manière à éviter toute secousse et tout déplacement.

Lorsqu'on est trois à relever et transporter une fracture du membre inférieur, les deux sauveteurs du côté de la tête et du tronc font la manœuvre du relèvement à deux ; le troisième, placé à côté des membres inférieurs, qui, au commencement de l'action, a mis également genou à terre, glisse ses deux mains sous les membres inférieurs et suit les commandements du chef d'équipe. On pourra, suivant les besoins, porter le blessé assis ou couché comme lorsque les sauveteurs agissent seulement par couple.

Il est rare qu'on ait besoin de recourir à quatre hommes pour relever et porter un blessé. Toutefois, dans le cas de fracture des deux membres inférieurs, deux aides ne sont pas de trop pour les soutenir. Ils le font en passant délicatement leurs mains sous les parties lésées et en les entrecroisant de manière à fournir un point d'appui large et solide.

Enfin, dans les cas très graves (lésions multiples, fracture de la colonne vertébrale, du bassin), on peut faire appel à un cinquième aide, qui soutiendra la tête.

Dans tous les temps de ces manœuvres, les sauveteurs devront agir sans lenteur et sans brusquerie. Au moment de faire le relèvement, chacun devra prendre la place qui lui revient et mettre un genou en terre (genou droit pour ceux à la droite du blessé, genou gauche pour ceux qui sont à sa gauche). Ils seront très attentifs aux commandements de celui qui dirige le sauvetage. Lorsqu'ils se relèveront et se mettront en marche, ils éviteront toute secousse qui augmenterait la douleur du patient. Les mouvements doivent se faire avec ensemble et précision. Il faut exercer également les deux bras de manière à pouvoir manœuvrer aussi bien à la droite et à la gauche du patient.

Beaucoup d'appareils ont été inventés pour le transport des blessés. Un grand nombre de ces appareils de sauvetage peuvent être improvisés : une chaise et un drap ; deux fusils et une capote ; une échelle recouverte d'un paillon ou d'un matelas peuvent, à la rigueur, remplacer le brancard. Pour accomplir sa tâche, le génie de la Charité se montre en toute occasion merveilleusement industrieux.

M. Dielh, de Bois-Colombes, nous a montré un brancard de son invention qui peut être utilisé comme chaise à porteur. La ceinture réglementaire de sauvetage est journellement employée par les pompiers pour le transport des blessés.

Ces appareils laissent à chaque sauveteur une main libre et leur permettent de ne pas marcher constamment de front. Ils peuvent ainsi fournir une longue traite sans trop de fatigue et passer par des endroits étroits.

Les manœuvres de sauvetage, de relèvement et de transport d'un blessé qui viennent d'être décrites servent à le transporter soit directement sur le lit où il doit être soigné, si le local n'est pas trop éloigné, soit sur un brancard, si la distance à parcourir est trop grande.

Lorsque le blessé a été amené près du lit, il peut se faire que sa tête ne soit pas du côté du chevet. Ne vous préoccupez pas de cette circonstance : déposez-le d'abord sur le lit, vous en serez quitte ensuite pour déplacer l'oreiller.

Lorsqu'on est plus de trois à porter un blessé, il y en aura forcément un qui tournera le dos au lit : celui-ci ou ceux-ci devront se retirer en laissant à ceux qui font face au lit le soin d'achever la manœuvre.

CHAPITRE IV

Relèvement et transport d'un blessé par le brancard.

Quand il faudra charger un blessé sur le brancard, la manœuvre différera un peu, suivant que les sauveteurs seront plus ou moins nombreux.

La meilleure méthode pour enlever un blessé de terre et le mettre sur le brancard est celle indiquée par le relèvement d'un blessé par deux aides. Les deux brancardiers agenouillés de chaque côté, une main sous son dos, l'autre sous ses cuisses, le soulèvent en se relevant. Un troisième glisse le brancard entre eux deux et ils y déposent le patient en s'inclinant doucement.

Que l'on soit deux, trois ou quatre sauveteurs, la manœuvre s'exécutera en suivant les indications données pour chacun de ces cas dans le relèvement d'un blessé. — Il faut toutefois que le brancard soit toujours disposé en prolongement du blessé, c'est-à-dire que les pieds du brancard soient à la tête du blessé : lorsque celui-ci sera soulevé, l'aide chargé du brancard n'aura plus qu'à le pousser au-dessous de lui pour que la tête du blessé soit au-dessus de la têtière du brancard.

Pour soulever le blessé, les aides doivent obéir aux commandements. **Attention...** *Debout.*

Pour charger le blessé sur le brancard, celui qui pousse le brancard dirige la manœuvre et commande :

Halte... *Posez*, lorsqu'il voit que le patient et le brancard sont dans la position qui convient.

Lorsque les brancardiers ne sont que deux pour effectuer le relèvement et le chargement, ils disposeront d'abord le brancard en prolongement du blessé, puis ils effectueront le relèvement comme il a été dit.

Le blessé, étant relevé, celui qui dirige commande : *Marche !* — Les deux brancardiers se dirigent vers le brancard en marchant obliquement. Le porteur de droite part du pied droit, celui de gauche, du pied gauche.

Quand le blessé est au-dessus du brancard et que sa tête correspond à la têtière, on commande : **Halte :** *Posez.*

Nous ne saurions trop insister pour que ces mouvements s'exécutent d'une manière méthodique, avec calme, douceur, ensemble et précision, comme une véritable manœuvre militaire.

La position réglementaire du blessé sur le brancard est couché sur le dos, le tête un peu relevée, les membres supérieurs le long du corps et les membres inférieurs allongés ou un peu fléchis. — Mais la flexion des membres inférieurs est toujours indiquée lorsque les blessures siègent à l'abdomen. — La position du blessé variera naturellement un peu suivant le siège et la nature des blessures : un peu sur le côté si la blessure est au dos, etc. — On s'arrangera pour que la position soit le moins pénible pour le patient. Les membres fracturés seront immobilisés et calés le mieux possible.

Le brancard chargé sera porté par deux ou quatre hommes. — Deux hommes suffisent généralement. — On les accouplera par paires de même taille. — Si l'un est plus petit que l'autre, il sera chargé de l'extrémité inférieure du brancard. — Celui qui est à la tête surveille le blessé, tandis que son camarade sert d'éclaireur et prévient des accidents du terrain.

Pour transporter le brancard chargé *à deux*, les brancardiers se placent l'un au pied, l'autre à la tête, entre les hampes. Le porteur de tête faisant face au blessé, le porteur de pied lui tournant le dos.

Le porteur de tête commande :

Attention ! — Les deux brancardiers se baissent, engagent les anses de la bretelle et saisissent les hampes.

Enlevez ! — Ils se relèvent en même temps et soulèvent le brancard horizontalement et sans secousse.

Marche ! — Ils partent, celui de devant du pied gauche, celui d'arrière du pied droit. — Le pas sera régulier, raccourci, très peu cadencé, les genoux un peu fléchis, les pieds rasant le sol.

A l'arrivée, le premier brancardier commande :

Attention : *Halte !* — Les porteurs s'arrêtent.

Posez ! — Ils s'abaissent ensemble, lentement, et lorsque le brancard repose sur ses pieds, ils dégagent les bretelles et se relèvent.

Lorsque le malade est trop agité, les brancardiers se feront accompagner d'un ou deux aides pour le maintenir. — En cas de syncope, il vaut mieux transporter le sujet la tête en avant : le brancardier de tête devient le guide ; le brancardier de pied surveille le patient.

Dans le transport du brancard chargé par *quatre porteurs*, on commande :

Attention ! — Les porteurs s'accroupissent deux par deux aux extrémités du brancard de manière que chacun soit devant une poignée, qu'il saisit des deux mains.

Enlevez ! — Ils se relèvent en soulevant le brancard

à la hauteur de leur épaule. Le couple de devant comme celui de derrière placent la poignée, le porteur de droite sur l'épaule gauche et celui de gauche sur l'épaule droite.

— Tous saisissent la poignée avec la main correspondant à l'épaule qui porte. Dans ce mouvement, les brancardiers se portent en dehors du brancard en exécutant un quart de tour, ceux de gauche à gauche, ceux de droite à droite.

Marche ! — Ils partent : ceux de devant du pied gauche, ceux de derrière du pied droit.

Attention : *Halte !* — Ils s'arrêtent.

Posez ! — Chacun prend sa poignée des deux mains, soulève légèrement pour dégager l'épaule.

Tous exécutent un quart de tour, de manière à se faire face deux par deux aux deux bouts du brancard et ils le redescendent doucement jusqu'au sol en le maintenant horizontal.

Le transport du brancard par quatre brancardiers est surtout utile lorsqu'on manœuvre sur un terrain inégal, coupé de fossés, de murs et de haies.

Pour franchir un mur ou une haie, l'un des brancardiers de tête franchit l'obstacle, laissant son compagnon supporter seul les deux hampes en arrière. Les deux porteurs de devant passent à celui qui a franchi l'obstacle les deux poignées de devant. Ces deux porteurs de devant, se trouvant libres, franchissent l'obstacle et vont prendre les deux hampes postérieures, que leur tend celui qui est resté en deçà de l'obstacle. Ce dernier, devenu libre à son tour, rejoint ses camarades. — A la fin de cette manœuvre les derniers sont devenus les premiers. — Le brancard est posé à terre et repris à deux ou à quatre.

La manœuvre est à peu près la même pour le passage d'un fossé.

Pour mettre le blessé du brancard sur le lit, les porteurs, au nombre de deux, se placent de manière que le brancard soit parallèle au lit. — Deux sauveteurs saisissent le blessé en passant leurs mains et leurs avant-bras, l'un sous le dos, l'autre sous les membres inférieurs.

Au commandement de : *Attention !* — les brancardiers lâchent la poignée de la hampe qui est la plus éloignée du lit contre lequel le brancard vient s'appliquer, et les deux aides n'ont qu'à faire un pas en avant pour déposer le patient sur le lit.

Que le brancard soit porté à bras ou sur un véhicule quelconque, il faut veiller surtout à son horizontalité et éviter les cahots.

CHAPITRE V

;: d'urgence. — Soins généraux.

Dans les sinistres, tous les cas sont cas d'urgence. Nous les diviserons cependant en deux catégories : ceux qui réclament un secours absolument immédiat et ceux pour lesquels on peut un peu attendre. — L'asphyxie, la noyade, les hémorrhagies, la syncope et les empoisonnements forment la première série ; les plaies, les contusions, les brûlures, les luxations et les fractures composeront la deuxième série.

Avant cette étude, indiquons les soins généraux que vous aurez à donner *dans tous les cas*.

Votre premier soin sera d'abord d'écarter le sinistré de la cause du danger, de le mettre dans la meilleure position, de le débarrasser de toute gêne, de le ranimer, de calmer sa soif, de diminuer ses souffrances.

Au fur et à mesure que nous étudierons les diverses causes d'accidents, incendie, noyade, asphyxie, nous indiquerons les meilleurs moyens d'éloigner le sinistré de la cause du sinistre.

Le sinistré étant à l'abri, on l'installera du mieux possible. — Il sera couché sur le dos, la tête un peu relevée, les membres étendus dans la bonne direction. On choisira pour l'y installer un terrain égal.

Si le blessé a la bouche et le nez obstrués par de la
boue ou du sang, on s'empressera de l'en débarrasser.
— On le délivrera de tout ce qui le comprime et gêne
les mouvements respiratoires. Déboutonnez la veste, dé-
nouez la cravate, ouvrez le col de la chemise, desserrez
le pantalon, enlevez la ceinture. — Quand il y a fracture,
il vaut mieux découdre ou couper les vêtements que les
enlever : les mouvements et les secousses qu'on impri-
merait au membre blessé augmenteraient la douleur et
pourraient compliquer la fracture.

Si le blessé a perdu connaissance, vous ferez tous vos
efforts pour le ranimer. — *Quelques gouttes* d'alcoolat
de mélisse, de menthe ou d'alcool camphré seront *ins-
tillées* sur la langue. — Nous disons *quelques gouttes*,
et c'est bien ainsi qu'il faut le comprendre, car il est
très dangereux de vouloir faire boire quelqu'un qui est
en syncope : le liquide pourrait s'engager dans les voies
respiratoires et déterminer la mort.

Si le blessé est très affaibli, soit qu'il ait perdu beaucoup de sang, ou qu'il soit sous le coup du choc trauma-
tique, on s'efforcera de le ranimer en lui faisant respirer
du vinaigre ou de l'éther : on fera passer sous ses narines un flacon d'ammoniaque ; on lui frictionnera les tem-
pes avec du vinaigre ; on lui frappera avec le plat des
doigts dans la paume des mains. Faites-lui avaler quelques gouttes d'un cordial ou quelques gouttes d'éther dans
un peu d'eau sucrée. Vous administrerez la boisson cor-
diale par petites quantités fréquemment répétées.

La soif des blessés est toujours très vive, surtout si la
perte de sang a été abondante. Sauf lorsqu'il y a blessure du ventre, *et, dans ce cas, vous devez impitoyablement refuser toute boisson au patient*, il ne faut jamais
refuser à un blessé de le faire boire. — La meilleure

boisson des blessés est l'eau pure, de bonne qualité. On pourra l'aiguiser d'un peu de vinaigre, d'alcool aromatique et préférablement à tout de quelques gouttes *de teinture d'arnica*. — Lorsqu'on fait boire le blessé qui ne peut pas se mettre sur son séant, on ne doit pas mettre plus de liquide que le tiers du verre. La gargoulette et le bidon sont ce qu'on emploie le plus souvent. — Voici comment le sauveteur s'y prendra pour faire boire le blessé : tenant le verre de la main droite, il glisse son bras gauche sous les épaules du patient et le soulève doucement pour qu'il ait la tête et les épaules relevées pendant qu'il boira. Au fur et à mesure que le blessé boit on incline le verre pour qu'il puisse se désaltérer sans fatigue et sans secousse.

Beaucoup de blessés éprouvent dans les premiers moments un froid intense, et même du frisson. Ce symptôme accompagne presque toujours les cas graves. — Il faut réchauffer le patient. — On l'enveloppe de couvertures de laine ; on applique sur sa poitrine et sur ses membres des linges chauffés ; on lui fait boire une boisson chaude, thé, café, tilleul, etc.

Nous vous recommandons surtout *de ne jamais donner aux blessés de boissons alcooliques.* — Rejetez cette coutume de leur administrer un verre de *vulnéraire*. — *L'eau*, nous le répétons, *est la boisson par excellence du blessé.*

En étudiant chaque cas particulier, nous indiquerons quels sont les moyens de combattre la souffrance.

N'oubliez pas, cependant que, la position que vous donnez au blessé doit être le premier moyen de diminuer la douleur. — S'il y a plaie, vous devez éviter qu'elle éprouve toute compression soit dans le transport, soit au lit. — Si c'est une fracture, vous placerez les membres dans la position la plus normale et éviterez tout mouvement brusque et toute secousse. — Enfin, vous éloignerez du patient toute personne inutile, vous lui interdirez de se mouvoir sans aide et vous lui défendrez de parler. — Évitez-lui toute émotion. — Empêchez qu'on s'agite autour de lui, qu'on le surexcite par des conversations et des allées-et-venues. — La garde du blessé appartient exclusivement à ceux-là seuls dont les soins lui sont indispensables.

CHAPITRE VI

L'Asphyxie (1re partie)
Définition. — Division. — Températures excessives. —
Obstacles mécaniques.

L'asphyxie se produit chaque fois que les poumons ne reçoivent pas de l'air de bonne qualité en quantité suffisante pour assurer la fonction de la respiration.

Les causes de l'asphyxie sont :

1° Les températures excessives : chaleur, froid.

2° Un obstacle mécanique à l'introduction de l'air, au jeu des poumons : strangulation, compression de la cage thoracique;

3° **La submersion.** — Les noyés. — La submersion n'est qu'une variété de l'asphyxie par cause mécanique;

4° La respiration d'un gaz délétère ou impropre à la respiration : acide carbonique, oxyde de carbone, gaz d'éclairage, etc. ;

5° La foudre, les courants électriques : rupture et choc d'un fil de trolley.

Toutes ces causes peuvent déterminer la mort apparente par arrêt des fonctions respiratoires, c'est-à-dire l'asphyxie. L'asphyxié ne respire plus, souvent même les mouvements du cœur semblent avoir cessé complètement.

Dans l'asphyxie, il y a des soins généraux à donner ou des soins particuliers, suivant les cas.

1º ASPHYXIE PAR TEMPÉRATURES EXAGÉRÉES

a) *Chaleur.* — Un feu ardent, le soleil d'été peuvent provoquer cet accident.

L'asphyxié par la chaleur sera éloigné du foyer incandescent s'il s'agit d'un feu et transporté au frais ; si la cause est la chaleur solaire, on le portera à l'ombre d'un mur ou d'un arbre. — S'il n'y a ni mur, ni arbre à proximité, on l'abritera avec un parapluie ou en étendant une couverture, un drap, une veste au-dessus de sa tête. — A la rigueur le sauveteur protégera l'insolé avec son ombre même en s'interposant entre le soleil et lui.

Le sinistré étant mis à l'abri de l'agent nuisible, on le débarrassera vivement de ses vêtements, veste, col, gilet, cravate, pantalon, ceinture. — Puis on lui projettera sur le visage et le haut de la poitrine de l'eau fraîche en petite quantité et à plusieurs reprises. — Des sinapismes seront appliqués aux membres inférieurs. Les mains et les pieds seront trempés dans de l'eau chaude. — Les sinapismes seront changés de place toutes les cinq minutes. On veillera que l'eau employée en bains locaux ne soit pas brûlante. — Dès que le malade peut avaler, on lui fait boire de l'eau fraîche pure, ou mieux un peu acidulée avec du vinaigre ou du citron. Nous recommandons encore la limonade chaude. — *Les boissons alcoolisées doivent être absolument* proscrites *dans le traitement de l'asphyxie par la chaleur.*

L'asphyxié par la chaleur se trouvera toujours très bien de quelques vigoureuses frictions sur les membres avec un linge de laine ou le gant de crin.

Si la face est congestionnée, rouge, maintenez la tête haute, aspergez le visage d'eau froide, appliquez une compresse humide froide sur le sommet du crâne. — Si le sinistré est pâle, couchez-le horizontalement, mettez même la tête un peu plus bas que les pieds et dans *ce cas seulement* administrez *quelques gouttes* d'un alcool.

b) *Froid*. — Les congélations partielles qui peuvent se produire ici exigent une série de précautions toute particulières.

AVANT TOUT, il faut éviter la brusque transition du froid au chaud. La victime du froid sera tout d'abord installée dans une pièce *fraîche*, couché dans un lit *frais*. On n'installera le sujet dans une chambre chauffée que lorsqu'il sera complètement revenu à lui-même et que sa température sous l'aisselle sera revenue à la normale: 37°.

Si la victime du froid est tombée dans la neige, le meilleur, avant même de la relever, est de lui frictionner vivement, avec la neige même, les parties découvertes, mains, visage.

Pour transporter le sinistré, on le recouvrira d'un manteau, d'une couverture, voire même simplement avec de la paille. Pendant le transport on laissera le visage à découvert et on agira avec toute la douceur et tous les ménagements possibles.

La victime d'un froid au-dessous de zéro étant installée pour recevoir les soins des sauveteurs sera d'abord dépouillée de tous ses vêtements. On lui fera sur tout le corps des frictions avec de l'eau très froide ou de la neige. Si on en a les moyens mettre le patient dans un bain d'eau froide dont on abaissera encore la température en y mettant des morceaux de glace.

Quand le malade pourra avaler, administrez-lui un verre d'eau froide aiguisée d'alcoolat de mélisse.

Veillez à ce que l'asphyxié par le froid ne subisse que graduellement l'augmentation de la température

ambiante. Un passage trop brusque du froid au chaud
lui ferait courir les plus grands risques, dont l'un, qui
n'est pas des moindres, serait la gangrène des parties
qui auraient le plus souffert du froid, le nez, les doigts,
les orteils. — Ajoutons que si cette asphyxie est celle qui
réclame le plus de patience et de délicate attention de la
part des sauveteurs, c'est, par contre, celle qui présente
le plus de chance de réussite.

Lorsque les asphyxiés, par le froid ou le chaud,
COMME D'AILLEURS TOUS LES AUTRES ASPHYXIÉS, *tardent
trop à revenir à eux (cinq à sept minutes), ne perdez
pas votre temps en manœuvres et en soins qui mena-
cent de devenir inutiles.* RECOUREZ A LA RESPIRATION
ARTIFICIELLE.

Nous consacrons un chapitre spécial à la respiration
artificielle.

2° ASPHYXIE PAR OBSTACLE MÉCANIQUE

Il y a trois cas : *a)* obstruction de l'entrée des voies
respiratoires, nez et bouche; — *b)* la compression du
thorax; — *c)* la strangulation ou la pendaison.

a) Obstruction de la bouche et du nez. — Elle peut
se produire lorsque, le blessé étant tombé la face en
avant, la terre ou la boue sur laquelle son visage a appuyé se sont introduites dans ces orifices. — Aussitôt que
le blessé est relevé le premier soin du sauveteur est de
débarrasser ces ouvertures des corps étrangers qui les
obstruent.

Si la suffocation par obstruction de la bouche et du
nez n'a duré que quelques minutes, l'asphyxie disparaît
presque immédiatement.

b) *L'asphyxie par compression du thorax et de l'abdomen* s'observe lorsque la victime a été prise dans un éboulement. — Il faut la débarrasser, au plus vite, d'un poids qui l'oppresse. — On commencera toujours par dégager le visage et le cou.

Il n'est pas possible de tracer ici les règles exactes de la conduite du sauveteur, car les circonstances varient à l'infini. Ce sont des cas dans lesquels votre esprit d'initiative, votre sagacité doivent avoir libre carrière.

Lorsque le sauvetage est opéré, la victime recevra les soins ordinaires de l'asphyxie.

c) *Strangulation.* — *Pendaison.* — Délivrez d'abord le patient du lien qui enserre son cou et l'étrangle. — Aujourd'hui personne ne serait assez sot pour attendre l'arrivée du commissaire avant de couper la corde du pendu. — Il faut, pour cela, en même temps qu'on coupe la corde soutenir le corps pour l'empêcher de tomber trop rudement sur le sol. — Si la victime est pendue assez haut, il faut monter sur une chaise ou sur une échelle et pendant qu'on soutient le corps avec le bras gauche couper la corde avec la main droite. — Si le sauveteur n'est pas seul, l'opération est beaucoup plus facile.

Les asphyxiés par strangulation comme ceux par suffocation reviennent presque spontanément à eux dès que la cause de leur asphyxie cesse, et si elle n'a eu qu'une courte durée.

Très souvent les asphyxiés de cette catégorie, une fois revenus à eux, demeurent étourdis et comme stupéfiés ; on combattra cet état par l'application de compresses froides sur la tête.

CHAPITRE VII

Asphyxie (2e partie).
Les Noyés. — Sauvetage. — Soins.

3° ASPHYXIE PAR SUBMERSION

On sauve une personne qui est sur le point de se noyer en lui tendant une perche ou une corde, si elle n'est pas trop éloignée de la rive. Dans le cas contraire, on opère le sauvetage soit à la nage, soit avec une barque.

a) *Pour opérer le sauvetage à la nage*, le sauveteur devra se dépouiller de ses vêtements, surtout de sa chaussure. Il se jettera à l'eau et nagera vers la personne en danger. Il tâchera de la saisir en évitant de se laisser saisir lui-même par le noyé dont la terreur décuple les forces et qui, en se cramponnant éperdument à son sauveteur, non seulement paralyserait les efforts de celui-ci, mais pourrait même l'entraîner au fond avec lui.

Il faut saisir la victime sous l'aisselle gauche avec la main droite et nager ensuite vers la rive en la soutenant ou en la poussant.

Il y a parfois lutte entre le sauveteur et la personne qu'il faut sauver. Le sauveteur ne devra pas craindre dans ce cas de compléter un peu l'asphyxie du sujet en maintenant sa tête un moment au-dessous de l'eau (*en lui faisant boire le dernier coup*) ou même en l'étourdissart un peu en lui donnant un coup de poing sur la tête.

Certains sauveteurs sont doués d'un sang-froid merveilleux. Ils paraissent agir dans l'eau avec autant de facilité que sur terre ferme.

Si la personne est incapable de mouvement et si la distance à parcourir est assez considérable, le sauveteur saisira le noyé par les cheveux et le placera de manière à ce qu'il flotte sur le dos; il se mettra lui-même dans la même position, amènera la tête du noyé sur sa propre poitrine afin de lui maintenir le visage hors de l'eau. Puis il attendra du secours en gardant cette position ou nagera vers la rive en faisant la planche.

Quand le noyé a coulé à fond, on reconnaît à peu près sa situation par les bulles d'air qui se dégagent à la surface. Dans ce cas, on se mettra à sa recherche en plongeant.

Il y a quatre circonstances qui peuvent mettre le sauveteur dans l'embarras et même en véritable danger:

1° La première est lorsque *le noyé, cramponné à lui, paralyse ses moyens.* Nous venons de dire que dans ce cas il est permis d'user de sa force et même d'exercer quelque violence à l'endroit de celui qu'on veut sauver;

2° *La crampe,* qui prend le nageur surtout lorsqu'il déploie beaucoup de force, paralyse absolument le sauveteur. Quand on éprouve cette sensation, il faut se mettre sur le dos, faire la planche et relever le pied comme si on voulait marcher sur le talon. Ce simple mouvement fait disparaître immédiatement la douleur;

3° *Les herbes aquatiques* sont un grand danger pour le nageur. — Lorsqu'on se sent pris dans leur réseau, il faut s'arrêter aussitôt, écarter celles qui entourent les

bras et le corps, se placer sur le ventre ou sur le dos, et
ne nager qu'avec les bras ;

4° Si vous vous sentez pris dans un *tourbillon*, faites
la planche et laissez-vous entraîner au fond. Dès qu'on
sent la résistance du fond, il faut se mettre sur le ventre
et dès qu'on est revenu à la surface s'éloigner de l'endroit dangereux.

b) *Pour opérer avec une barque*, on la dirige vers
la personne en danger et on lui tend la poignée d'une
rame lorsqu'on se trouve à portée.

Il peut se faire que le noyé ne puisse s'emparer de la
rame. Il faut alors s'approcher de manière à pouvoir le
saisir. Le meilleur moyen est de le prendre par dessous
les bras : on lui donne ainsi le temps de respirer et on
a beaucoup plus de facilité pour l'aider à se hisser à
bord. Il faut avoir soin, pendant qu'on monte le noyé
dans le bateau, de faire contre-poids du côté opposé afin
de ne pas chavirer.

Si la personne a disparu, le sauveteur se fera amar-
rer à la ceinture par un filin que maintiendront ceux
qui seront dans la barque. Il pourra de cette façon
plonger et faire ses recherches sans courir de danger.

c) Lorsque le sinistre atteint plusieurs personnes à la
fois, on jettera des barques qui se porteront à leur secours,
des bouées qu'on retiendra avec des cordes. Les sauveteurs, au fur et à mesure qu'ils auront arraché une victime au danger, la pousseront sur ces bouées. Le noyé
s'y accrochera lui-même ou y sera déposé et pendant
que ceux restés dans les barques achèveront le sauvetage,
les sauveteurs qui se sont jetés à l'eau continueront à
se porter au secours des autres victimes.

d) Pour *sauver une personne tombée* sous la glace,
on devra s'approcher de la crevasse, soit en rampant

sur la glace, soit, mieux encore, en marchant sur une planche posée dessus. En marchant debout et directement sur la glace elle pourrait céder sous le . poids du sauveteur, qui serait englouti à son tour.

Arrivé au bord de la crevasse on descendra une échelle dans l'eau pour permettre au sinistré de remonter, et même, s'il le faut, pour aller le chercher. Lorsque la personne tombée sous la glace a disparu, on devra faire des recherches au moyen de la gaffe.

Le noyé étant sorti de l'eau, il faut le coucher *sur le côté droit;* la tête, légèrement inclinée, sera soutenue par une main placée sur le front; les mâchoires seront doucement écartées dans le double but de faciliter la sortie de l'eau qui peut s'être introduite dans la bouche et dans les narines et aussi pour débarrasser la victime des mucosités accumulées dans la bouche et le pharynx.

Pour desserrer les mâchoires, il faut introduire entre les dents un manche de cuillère en bois, un manche de couteau ou un bâton un peu fort taillé en biseau. On fera un effort d'écartement lent et progressif.

Règle générale : *on doit avoir la presque certitude de rappeler le noyé à la vie lorsque la contraction des mâchoires existe.*

Pour faciliter l'évacuation des mucosités et de l'eau, il est bon d'incliner trois ou quatre fois pendant quelques secondes la tête un peu plus bas que le corps; mais il faut se garder de suspendre le noyé par les pieds. Cette manœuvre peut être mortelle.

Dès que le noyé a la bouche ouverte, qu'il est débarrassé des mucosités de la bouche et du nez, on lui enlèvera ses vêtements et on tâchera de réveiller les mouvements respiratoires en comprimant alternativement le ventre et les basses côtes pour faire reprendre leur jeu aux poumons.

Ces premières tentatives seront faites dès que le noyé est sorti de l'eau et sur le bord même de la rivière. En cas d'insuccès ne vous attardez pas trop à les continuer. Si la victime n'a pas repris ses sens au bout de quatre à cinq minutes, hâtez-vous de recourir à un traitement plus actif.

Ne perdez pas de temps : si vous avez une couverture, enveloppez le corps afin d'éviter qu'il se refroidisse davantage et organisez le transport jusque dans un local où les soins nécessaires puissent être efficacement donnés.

Pendant que vous vous dirigez en hâte vers le poste de secours que vous aurez choisi, détachez l'un de vous qui coure quérir un médecin.

Dès l'arrivée au poste de secours, le noyé sera complètement déshabillé, on l'essuiera et on le couchera sur un lit, une paillasse ou un matelas, en l'entourant d'une couverture de laine.

On fera l'application de sinapismes aux mollets et aux cuisses. *Ne laissez pas les sinapismes plus de cinq minutes sur la même place.*

On renouvellera les premières manœuvres faites au bord de l'eau.

Lorsqu'on desserre les mâchoires, il faut veiller à ce que la langue ne se renverse pas en arrière, pour cela il faut la maintenir hors de la bouche, soit avec les doigts soit avec une pince.

Si toutes ces manœuvres restent infructueuses, vous recourrez à la respiration artificielle que nous décrivons plus loin.

Dès que le noyé commence à respirer, il faut le réchauf-

fer. On y arrive en lui appliquant des linges chauds
sur la poitrine, le ventre et les membres; on l'entoure
de cruchons remplis d'eau chaude, de briques chauffées
au four ; on lui bassine le thorax, les aisselles, les membres avec une bouillotte. On frottera longtemps et *doucement* la plante des pieds et le creux des mains. Toutes
les frictions seront pratiquées avec douceur aux régions
du cœur, de l'estomac, aux flancs et au ventre.

Lorsque le noyé fait son premier effort pour respirer,
vous devez cesser à ce moment les frictions et les com-
pressions; mais il sera bon alors de lui faire respirer
rapidement et à plusieurs reprises un flacon d'ammoniaque.

Même après avoir repris connaissance, le noyé peut
présenter une grande difficulté à respirer; il lui arrive
même à ce moment de rejeter de l'écume par le nez et par
la bouche; il est alors indiqué de provoquer les vomissements en lui chatouillant le fond de la gorge avec le
doigt ou avec la barbe d'une plume.

Ne donnez jamais à boire aux noyés avant qu'ils aient
complètement repris leurs sens. Pourtant, on peut leur
instiller sur la langue *quelques gouttes* d'eau-de-vie ou
d'un alcool aromatique qui agira comme excitant.

Le noyé étant complètement revenu à lui, il faudra le
coucher dans un lit chaud et lui imposer le repos le plus
absolu. Il faut, s'il s'endort, surveiller son sommeil et
dans le cas où on verrait la face rougir fortement et
qu'après avoir été réveillé il se laisserait aller à un état
de somnolence, on devra lui appliquer des sinapismes
entre les épaules, à la face interne des cuisses et des
mollets.

CHAPITRE VIII

Asphyxie (3ᵉ partie).

Asphyxie par les gaz délétères. — Asphyxie par la foudre
et l'électricité.

4° ASPHYXIE PAR GAZ IRRESPIRABLES ET DÉLÉTÈRES

Cette asphyxie se produit : *par l'acide carbonique*
accumulé. C'est de cette asphyxie que sont victimes ceux
qui tombent dans une cuve où fermentent les raisins au
moment de la vendange. La fabrication du cidre présente
le même danger, — par *l'oxyde de carbone* produit
par la combustion incomplète du charbon dans une
pièce fermée. — Le *gaz d'éclairage*, les émanations des
fosses d'aisances, *le plomb*, comme les appellent les
vidangeurs, la provoquent également.

Rappelons que, dans les sinistres de ce genre, il est
urgent et indispensable que le sauveteur s'entoure de
précautions sans lesquelles son dévouement serait vain
et dangereux pour lui-même.

Lorsqu'il s'agit d'une chambre dans laquelle le gaz
délétère s'est accumulé, le sauveteur courra aux fenêtres
et, si le danger est pressant pour lui-même, il cassera les
vitres plutôt que de perdre un temps précieux à essayer
d'ouvrir la fenêtre.

Quand il faut aller chercher l'asphyxié dans une cuve
à vin, dans une fosse d'aisances, dans une cave, il faut

que le sauveteur se fasse attacher par la ceinture avec
une corde solide que maintiennent ceux restés au dehors
et qui le met en communication directe avec ses aides.
Cette corde servirait à retirer au plus vite le sauveteur
si lui-même venait à succomber.

Si on a à sa disposition une seconde corde munie d'un
grapin, le sauveteur s'en munira. Dès qu'il aura pris
contact avec la victime, il fixera le crochet aux vêtements
de celle-ci et se hâtera de se retirer pendant que ses
camarades, qui auront gardé l'autre bout de l'amarre,
hisseront l'asphyxié.

Pendant ses recherches, le sauveteur retiendra sa respiration tant qu'il pourra. Une éponge imbibée d'eau
vinaigrée et avec laquelle il se garantira la bouche et
le nez lui rendra très grand service.

Dans le cas d'asphyxie dans une fosse d'aisances, le
sauveteur fera bien, en outre des précautions précé-
dentes, d'emporter avec lui une bouteille de chlorure de
chaux en dissolution.

Chlorure de chaux.... 2 cuillerées à potage.
Eau................. 1 litre.

dont il aspergera les parois de la fosse.

Dans ce dernier genre de sauvetage, il est souvent
impossible de pénétrer dans le lieu du sinistre sans le
secours du casque respiratoire. Si on est dépourvu de
cet appareil, il faudra alors faire les recherches au moyen
de la gaffe.

Lorsque la victime aura été transportée hors de l'endroit où elle a succombé, on lui donnera en grande
quantité l'air pur dont elle a besoin pour revenir à la vie.

C'est encore un des cas où il est indispensable de

lutter contre le zèle intempestif des curieux et où il faut impitoyablement exclure de la chambre du patient quiconque n'est pas absolument indispensable pour le soigner.

L'asphyxié sera étendu sur le dos, la tête relevée : on le débarrassera de toute constriction de vêtements ; on projettera vivement de l'eau froide sur son visage en ayant soin de ne pas en faire entrer dans la bouche. Ensuite, frictions sèches à la brosse ou au gant de crin qui seront longtemps continuées : sinapismes à la région du cœur. On fera respirer un mouchoir ou une éponge imbibés de vinaigre ou d'ammoniaque, par petits coups et à fréquents intervalles.

S'il se produit des efforts pour vomir, facilitez le vomissement en chatouillant le gosier.

On réchauffera le malade par des flanelles, des cruchons d'eau chaude, des briques et des linges chauds. On placera les briques et les cruchons le long du corps et sous les aisselles.

Pour les asphyxiés des fosses d'aisances, il est excellent de nettoyer le corps de la victime dès qu'on l'aura déshabillée avec la solution de chlorure de chaux. Cette même solution servira pour nettoyer ses vêtements.

N'exposez pas au soleil les asphyxiés par les gaz irrespirables. Ne les mettez pas dans un lit chaud. Ne leur faites pas respirer des vapeurs irritantes et, surtout, ne leur donnez jamais à boire avant qu'ils ne respirent librement et depuis un moment déjà.

Lorsque l'asphyxié sera complètement revenu à lui, administrez-lui quelques gorgées d'un cordial coupé d'eau.

Si l'asphyxié tarde trop à reprendre ses sens, recourez à la respiration artificielle.

5° ASPHYXIE PAR LA FOUDRE ET LES COURANTS ÉLECTRIQUES

Lorsqu'une personne a été frappée par la foudre, son sauvetage ne présente pas grande complication, car la durée du courant électrique n'a que la durée de la décharge. Mais il est autrement difficile et dangereux de se porter au secours de celui qui vient d'être foudroyé par un circuit électrique. Ce sont surtout les employés des usines électriques et les ouvriers électriciens, lorsqu'ils réparent les câbles conducteurs, qui sont les plus exposés à cet accident.

Celui qui est atteint par le choc électrique au moment de la rupture des fils conducteurs ne peut plus lâcher les deux extrémités de ces fils ; ses mains s'y crispent; il reste donc sur place cramponné pour ainsi dire au circuit qui l'a terrassé et en faisant partie intégrante. Le sauveteur qui toucherait sans précautions à ce sinistré serait foudroyé à son tour par le simple contact de celui qu'il voudrait sauver.

La première et la meilleure précaution à prendre est d'interrompre le courant en faisant manœuvrer l'interrupteur le plus rapproché du lieu de l'accident. Mais ces interrupteurs peuvent être à une assez grande distance ; il faut donc se donner le temps d'y arriver avant que le foudroyé succombe.

Le meilleur moyen de gagner du temps est d'isoler la victime du sol.

Pour cela le sauveteur glissera entre la victime et la terre un rouleau fait avec du linge, une étoffe quelconque, roulée en coussin. S'il n'a pas autre chose à sa disposition il n'hésitera pas à se dépouiller de ses [propres vêtements pour faire ce tampon isolant.

On peut encore soulever le sinistré en passant au-dessous de lui des tubes en caoutchouc, des tuyaux d'arro-
sage, au moyen desquels on le maintiendra en l'air. Il
sera maintenu suspendu ainsi jusqu'à ce qu'on ait inter-
rompu le courant.

Dans les cas d'asphyxie par le choc d'un câble de trolley qui s'est rompu, on recommande d'écarter de la victime
les extrémités du câble rompu sans y toucher directement, on les soulève avec un manche de pelle, avec une
canne, en un mot avec un corps qui isole le sauveteur du
courant.

Ce genre d'asphyxie présente la plus grande analogie
avec celle des noyés. Ceux qui en sont victimes réclament,
comme les asphyxiés par submersion, des soins énergiques et prolongés.

Bien que l'asphyxie par l'électricité soit celle qui est
le plus fréquemment mortelle, on peut, en ne se découra-
geant pas, et en persistant longtemps à donner des soins
énergiques et continus, arriver à ramener à la vie des
sujets qui paraissaient être dans un état absolument
désespéré.

CHAPITRE IX

Respiration artificielle. — Méthode de Sylvester. — Méthode
de Laborde. — Inhalations d'oxygène. — Conduite à tenir
dans tous les cas d'asphyxie. — Signes de mort. — Signes
précurseurs du retour à la vie.

En énumérant les divers cas qui peuvent produire
l'asphyxie, nous avons indiqué le mode de sauvetage et
les premiers soins applicables à chacun d'eux. Ces premières tentatives peuvent rester infructueuses. Il reste
alors à pratiquer la respiration artificielle.

Les deux méthodes les plus simples et les plus prati-
ques sont celles de Sylvester et de Laborde.

Procédé de Sylvester. — L'asphyxié est étendu sur
une surface un peu inclinée (une planche ou une table
dont on relève un peu les pieds du côté de la tête). On
place un coussin, un drap roulé ou un paquet de vêtements sous les épaules de l'asphyxié de manière à faire
bomber la poitrine. Un sauveteur se place à côté du patient ou à califourchon au niveau de son ventre, il écarte
les mâchoires et maintient la langue hors de la bouche.
Le second sauveteur, placé à la tête, commence la manœuvre.

1er Temps. — Il plie l'avant-bras sur les bras, saisit
les coudes, les appuie fortement des deux côtés de la
poitrine et les écarte horizontalement de manière à les

mettre perpendiculaires sur lui à la poitrine de chaque côté.

2º Temps. — Il relève les deux bras au-dessus de la tête. Il les maintient dans cette position en comptant *Un Deux*.

3º Temps. — Il ramène directement les deux bras contre la poitrine, les coudes au corps, en appuyant sur les côtes de chaque côté.

Un troisième sauveteur, placé sur l'un des côtés de l'asphyxié, complète l'action du second sauveteur de la manière suivante :

Pendant le 1ᵉʳ temps, il appuie fortement ses mains de chaque côté des fausses côtes du patient.

Au 2º temps il cesse brusquement la compression qu'il exerce.

Le premier temps par lequel la cage thoracique est comprimée par l'effort combiné du deuxième et du troisième secouriste amène l'expiration de l'air et des gaz contenus dans les poumons.

Le second temps amène dans le poumon le plus d'air possible en amenant l'écartement des côtes.

Cette manœuvre reproduit artificiellement les deux mouvements d'inspiration et d'expiration qui constituent la respiration naturelle.

On devra exécuter le mouvement complet quinze fois par minute et ne le cesser que lorsqu'on s'aperçoit que le patient fait un effort spontané pour respirer.

Procédé Laborde. — Le procédé de M. Laborde, professeur à l'École de Médecine de Paris, se recommande par sa simplicité et son efficacité aujourd'hui reconnue de tous.

Ce procédé consiste dans des tractions rythmées de la langue et se pratique de la manière suivante :

Après avoir écarté les mâchoires, on saisit la langue à son tiers antérieur soit au moyen d'une pince, soit simplement entre le pouce et l'index qu'on peut recouvrir d'une compresse et on l'attire fortement en dehors de la bouche par des tractions *réitérées, successives, rythmées,* suivies d'un relâchement.

Ce double mouvement devra être répété quinze à vingt fois par minute. Il faut que l'opérateur éprouve bien la sensation que sa traction porte bien sur la racine de la langue.

On continuera les tractions jusqu'au moment où une certaine résistance se fera sentir. C'est le premier signe du retour à la vie.

Il se produit alors deux ou trois efforts de déglutition suivis d'une sorte de hoquet.

Si les mâchoires sont contractées, il faut les desserrer en introduisant, comme nous l'avons déjà dit, un morceau de bois, un manche de couteau, ou même les doigts entre les dents en exerçant un effort progressif.

Lorsqu'il s'agit d'un noyé, il faut profiter du moment où on lui ouvre la bouche et où on saisit la langue pour provoquer, par le chatouillement de la gorge, des efforts de vomissement.

Le procédé de Laborde a cette supériorité sur les autres qu'il ne demande qu'un seul sauveteur et qu'il permet de se passer de tout instrument.

Lorsque deux secouristes donnent leurs soins à un asphyxié, ils peuvent combiner leurs efforts. Pendant que le premier exerce les tractions rythmées, son camarade opère sur la poitrine des mouvements de compression et de relâchement en appuyant ses mains de chaque côté de la poitrine de la victime.

Pour que leurs mouvements concordent, celui qui pratique les tractions de la langue commande *Un* lorsqu'il exerce la traction, *Deux* lorsqu'il relâche la langue.

Au commandement *Un,* son camarade doit relâcher la poitrine. Au commandement *Deux,* il doit la comprimer des deux mains.

La méthode Laborde, si on est en nombre suffisant, peut encore être combinée avec la méthode de Sylvester. Celui qui est chargé de la langue opère la traction au 2ᵉ temps, c'est-à-dire au moment où le sauveteur qui agit sur les bras les relève au-dessus de la tête et compte *Un, Deux.*

Il est utile que les sauveteurs s'exercent à pratiquer chacune de ces méthodes et à les appliquer isolément ou en les combinant.

Inhalations de gaz oxygène. — Les méthodes de Laborde et de Sylvester sont les plus faciles et les plus simples; elles sont à la portée de tous et méritent que vous vous y attachiez tout spécialement.

Nous ne pouvons pas cependant passer sous silence les grands services que peuvent rendre, surtout dans les asphyxies par le gaz délétère, les inhalations d'oxygène.

Il ne faut pas négliger, dans les sinistres de ce genre, de tâcher de se procurer, si c'est possible, un ballon de ce gaz.

Pour faire inhaler l'oxygène, on introduit dans la bouche du patient maintenue ouverte le bout du tube. On peut maintenir la langue au dehors de la bouche; puis on ouvre le robinet du ballon ou du réservoir. Si l'on a à sa disposition un réservoir, le gaz qui y est contenu

4

est toujours à une pression qui le fait s'en échapper.

Si on a un ballon de caoutchouc, on appuiera une main sur le ballon pour le comprimer, tandis que le tube sera maintenu entre deux doigts de l'autre main qui comprime ront ou relâcheront le tube de manière à faire coïncider l'arrivée du gaz vivifiant avec les mouvements d'inspiration et d'expiration que feront les autres sauveteurs.

Il est possible de combiner les inhalations d'oxygène même avec le procédé de Laborde. Il suffit, pour cela, d'introduire le tube dans une des narines du patient et de relâcher le tube d'arrivée du gaz au moment où la langue est attirée au dehors.

Toutes les fois que vous donnez vos soins à un asphyxié, évitez l'affluence des curieux. Il faut avant tout de l'air au patient et le concours de six personnes suffit amplement pour faire tout le nécessaire. Vous devez donc refuser impitoyablement l'accès du local où est le sujet à tout autre qu'à ceux dont la présence est indispensable. Faute de prendre cette précaution, une simple syncope peut devenir mortelle.

Dans bien des cas, lorsqu'on est en présence d'un asphyxié, il semble que tout espoir de le ramener à la vie est perdu.

Les signes de la mort ne doivent pas décourager le sauveteur.

Les divers signes qui caractérisent la mort sont les suivants :

1º Un commencement de putréfaction du corps ;

2º La peau qui se ride ou s'exfolie au lieu de rougir et de se réchauffer sous l'influence d'une vigoureuse friction ;

3º L'absence de toute sensibilité au contact d'un fer

rougi au feu. — Cette application se fait généralement sous la plante des pieds ;

4° Lorsqu'une glace placée devant la bouche et le nez ne présente pas la plus légère buée qui la ternisse ;

5° La cessation absolue des bruits du cœur ;

6° La raideur des bras et des jambes ;

7° La température, prise au rectum, restant au-dessous de 35° ;

8° La disparition de l'éclat de l'œil, qui présente un aspect terne et comme ridé ;

9° L'immobilité du globe oculaire même lorsqu'on le touche et la dilatation permanente de la pupille alors même qu'on la met à une lumière très vive ;

10° L'abaissement du maxillaire inférieur, soit qu'il se produise spontanément, soit qu'il persiste après avoir été provoqué.

Sauf le premier de ces signes, la décomposition cadavérique, qui est une preuve certaine et connue de tous, vous ne devez jamais considérer les autres signes que comme des présomptions de mort, et non comme des certitudes. Vous devez donc toujours agir et persister à donner vos soins.

N'oubliez pas que bien des noyés et bien des asphyxiés, après avoir séjourné pendant un temps relativement très long dans l'endroit où l'accident s'est produit, ont pu être rappelés à la vie. Il a fallu souvent plusieurs heures de soins intelligents et ininterrompus pour obtenir ce résultat désiré. Mais on ne l'aurait pas obtenu si l'on s'était trop vite découragé.

CHAPITRE X

Hémorrhagies. — Définition. — Division. — Soins généraux.
— Soins particuliers. — Hémorrhagie veineuse. — Hémorrhagie artérielle. — Hémostase des plaies. — Cas bénins.
— Cas graves. — Compression. — Appareils de compression.— Trajet des vaisseaux.

Ce sont les hémorrhagies provenant d'une plaie, les
hémorrhagies accidentelles qui intéressent surtout le
sauveteur.

Nous indiquerons cependant ici toutes [les hémorrhagies qui peuvent se présenter et que vous pourrez avoir
à soigner soit dans un accident, soit dans une maladie.
Ce chapitre intéresse donc à la fois le brancardier et l'infirmier.

Lorsqu'il y a perte de sang en nature et en notable
quantité, il y a *hémorrhagie*.

L'hémorrhagie peut provenir d'une blessure ou être
du fait de la maladie.

Dans le premier cas, la perte de sang se fait par des
tissus sains qui ont été déchirés par une violence extérieure. Dans le second cas, elle tient à l'usure ou à la
faiblesse des vaisseaux sanguins détruits par la maladie.

Toutefois, tous nos organes peuvent saigner du fait
d'un traumatisme.

Suivant l'organe qui saigne, on donne des noms particuliers à l'hémorrhagie.

Le saignement de nez s'appelle *epistaxis*.

Le crachement de sang s'appelle *hémoptysie*.

Le vomissement de sang s'appelle *hématémèse*.

L'hémorrhagie intestinale, *entérorrhagie* ou *mélœna*.

Le pissement de sang, *hématurie*.

Les hémorrhagies utérines *métrorrhagies*.

Quel que soit l'organe qui saigne, on cherchera à
arrêter le sang en refroidissant la région d'où il paraît
provenir. Pour cela, on appliquera sur la poitrine, sur le
ventre ou sur le bas-ventre des compresses d'eau très
froides ou des vessies remplies de glace concassée. On
imposera au sujet le repos le plus absolu, on l'empêchera
de parler. Il sera couché doucement et on lui évitera
toute secousse.

Pendant qu'on refroidira la région qui saigne, des
sinapismes seront appliqués et promenés sur les bras,
les jambes, les cuisses et les épaules.

On fera boire au patient de l'eau acidulée avec du
citron ou du vinaigre ou quelques gouttes de perchlorure
de fer dans un verre d'eau sucrée qu'on administrera
par gorgées.

On pratiquera la ligature des bras et des jambes à
leur racine au moyen de mouchoirs fortement serrés.

Le patient sera étendu sur un lit presque à plat.

Tels sont les soins que vous devez donner pour toutes
les hémorrhagies en attendant la venue du médecin.

Le saignement de nez réclamera cependant de votre
part une intervention plus active.

Le sujet atteint ne sera pas, comme pour les autres
cas, couché à plat. On le fera asseoir sur son lit, la tête

un peu penchée en avant. Une compresse d'eau très froide sera appliquée sur son front; on lui fera respirer de l'eau très froide. On élevera au-dessus de sa tête le bras du côté qui saigne et on le maintiendra ainsi.

Certains saignements de nez trop rebelles exigent le tamponnement des fosses nasales. Pour cela on attache quelques bourdonnets d'ouate au moyen d'un fil et on les introduit dans la narine en les enfonçant horizontalement après avoir un peu relevé le bout du nez.

On imbibera ces bourdonnets d'eau oxygénée ou avec une solution d'antipyrine. L'eau oxygénée remplace aujourd'hui, dans la boîte de secours et dans les sacs d'ambulance, le perchlorure de fer. L'eau oxygénée est, en effet, un hémostatique puissant, qui a le très grand avantage de ne pas produire des caillots durs et adhérents.

Il est encore une hémorrhagie où vous pouvez être forcé d'agir en l'absence du médecin : c'est dans les hémorrhagies des *accouchements* et des *fausses couches*.

Ces pertes de sang, qui peuvent être presque foudroyantes, exigent une décision rapide et ne permettent pas toujours d'attendre un médecin.

Faites prendre à la femme qui perd son sang de l'eau froide largement coupée de vinaigre. On peut même, comme l'a indiqué le Dr Gilly, du Gard, administrer sans crainte un ou deux verres de *vinaigre pur*.

Des injections d'eau très chaude (47°-C.) seront données : deux ou trois injections de deux litres chacune et successivement.

Si ces moyens échouent, il vous reste l'ultime ressource de pratiquer vous-même le tamponnement du vagin. Pour cela, après avoir huilé l'organe aussi pro-

fondément que possible, imbibez un gros tampon
d'ouate ou une éponge de vinaigre pur et poussez ce
tampon aussi profondément que vous pourrez — Faites
ces manœuvres avec rapidité, mais sans brusquerie ni
violence.

Les hémorrhagies par plaies visibles, les blessures
intéressant un gros vaisseau sont plus particulièrement
du ressort du sauveteur.

Dans ces hémorrhagies, on reconnaîtra que le sang
vient d'une *artère* s'il est rouge vif et s'il s'écoule en jet
saccadé.

Il proviendra d'une *veine* s'il est rouge foncé et s'il
coule en nappe.

La première chose à faire, c'est de chercher à arrêter
le sang.

Sur les plaies, surtout si elles sont assez grandes,
n'employez jamais le perchlorure de fer. Il donne lieu à
des caillots durs qui bouchent momentanément le vaisseau qui saigne, mais qui le laissent ouvert lorsqu'ils se
détachent, ce qui peut amener une seconde hémorrhagie.

L'eau oxygénée, qui entre comme élément dans votre
réserve de médicaments, est d'un usage facile et d'une
efficacité incontestable.

Pour une hémorrhagie bénigne, une simple application d'eau oxygénée suffit pour la tarir presque immédiatement. Même lorsque l'écoulement du sang se présente avec quelque abondance, comme dans les saignements de nez par suite d'un coup, il est rare que l'eau
oxygénée ne suffise pas pour qu'on s'en rende maître.

L'eau de Pagliari est aussi indiquée pour les hémorrhagies. On peut l'employer largement soit pure, soit

en forte solution pour l'usage externe. On peut l'administrer très diluée comme boisson : une cuillerée à café pour un verre d'eau.

Parmi les moyens mis en usage pour arrêter une hémorrhagie, la position à donner au membre blessé a une importance capitale. L'élévation de ce membre et son maintien dans cette position suffisent souvent pour arrêter une hémorrhagie veineuse.

Dans les hémorrhagies du pied et de la main, la flexion forcée de la jambe sur la cuisse et la flexion de l'avant-bras sur le bras provoquent une compression des gros vaisseaux. On peut ainsi arrêter, du moins momentanément, la perte du sang.

Cependant lorsqu'un gros vaisseau a été rompu, quand la perte de sang menace d'être rapidement funeste, il faut recourir à des moyens plus énergiques.

Dans une hémorrhagie sérieuse, le plus simple est de recourir tout d'abord à la compression.

La compression est directe si elle se fait au point par où le sang coule, sur la plaie elle-même. Elle est indirecte si on l'exerce sur le trajet du vaisseau qui saigne et à distance de la plaie.

La compression directe exige quelques précautions d'antisepsie. Il sera bon de recouvrir la plaie avec une compresse de gaze stérilisée sur laquelle on appliquera les doigts, qu'il faut introduire dans la plaie. Les doigts seront ensuite retirés doucement et l'espèce de godet qu'ils auront formé sera bourré de boulettes d'ouate ou de morceaux d'amadou. Ce tampon sera assez fortement tassé, recouvert d'une compresse et maintenu par des tours de bande, ou par une cravate, ou par un mouchoir fortement serré.

On peut réussir ainsi à arrêter une hémorrhagie veineuse même assez importante.

La compression indirecte doit toujours être employée lorsque l'hémorrhagie est abondante et qu'on craint qu'elle provienne d'une artère importante.

Il faut d'abord avoir recours à la compression par les doigts afin de donner le temps de préparer l'appareil à pression permanente qui doit remplacer la main du sauveteur, que la compression fatigue très vite.

Les trois appareils contre l'hémorrhagie sont : le garrot, la bande d'Esmarck et le tourniquet à baguette.

Le garrot se compose :

1° D'une bande en tissu de laine sur le milieu de laquelle est fixée la pelote ;

2° De la pelote qui doit être placée sur le trajet de l'artère à la place des doigts qui ont pratiqué tout d'abord l'hémostase ;

3° D'une plaque en corne, ou en caoutchouc durci, ou en aluminium, qui sera placée à la partie du membre opposée à la pelote ;

4° D'un bâtonnet muni d'une ficelle à deux chefs à une de ses extrémités.

Pour appliquer le garrot, la pelote est placée sur le trajet de l'artère. La plaque est placée bien en face d'elle de l'autre côté du membre. Le lien est noué sur cette plaque et au-dessous du nœud on passe la baguette. En imprimant à la baguette un mouvement de rotation, on tordra le lien et on amènera la compression du vaisseau par la pelote.

La plaque en corne ou en cuir bouilli sur laquelle on manœuvre la baguette est destinée à protéger les tissus sous-jacents contre le froissement que leur ferait subir la torsion du lien.

Quand la pression de la pelote a arrêté la perte du sang, on place la baguette parallèlement à la direction du membre et on la fixe dans cette position au moyen de la ficelle qui est à une de ses extrémités qu'on noue autour du membre, au-dessus ou au-dessous de l'appareil.

On peut improviser un garrot plus ou moins parfait: une bande roulée, placée parallèlement sur le vaisseau à comprimer, peut remplacer la pelote. Une bande ordinaire peut servir de lien; une plaquette de zinc ou une planchette peuvent former la plaque et on peut prendre un bâton quelconque de quinze à vingt centimètres pour remplacer la baguette à torsion.

La bande d'Esmarck. — Cet appareil, très employé dans la chirurgie des membres, est destiné à éviter au patient une trop grande perte de sang pendant le cours de l'amputation.

Il se compose d'une bande en caoutchouc terminée par un lien de même nature, muni d'une chaînette à crans destinée à le fixer.

Lorsque le chirurgien applique la bande d'Esmarck, il l'enroule autour du membre à opérer en partant de l'extrémité et en se dirigeant vers l'attache de ce membre au tronc.

Lorsqu'il est arrivé à la hauteur voulue, il serre le lien constricteur et le fixe. Puis il déroule la bande en dégageant son extrémité inférieure, et le lien constricteur reste seul en place avec la partie de la bande élastique qu'il recouvre.

Par cette compression exercée sur toute la partie sous-jacente au lien constricteur, on a chassé tout le sang et l'on a obtenu le double avantage de conserver le sang de l'opéré et de pouvoir agir sans être gêné par le sang qu'il perdrait dans l'opération.

L'exposé de la manœuvre de cet appareil vous montre l'usage que vous pouvez en faire en cas d'hémorrhagie. Il a sur le garrot l'avantage de ne pas exiger la recherche du trajet du vaisseau, puisque la constriction est faite tout autour du membre qui saigne.

Dans la plupart des sacs d'ambulance, on remplace la bande d'Esmarck par une simple bande de caoutchouc dont une des extrémités est percée de trous en œillets. Lorsque la bande est tendue sur la partie qui doit être comprimée, on tire le bout de manière à faire se juxtaposer deux de ces œillets et on les fixe ensemble par un double bouton en os ou en métal.

Le *tourniquet à baguettes* est une espèce de garrot rudimentaire.

Il se compose de deux baguettes de 20 à 25 centimètres de long pour le bras, de 35 à 40 centimètres pour la cuisse.

Ces deux baguettes présentent à chacune de leurs extrémités une encoche qui sert à fixer les liens destinés à les unir.

Les deux baguettes sont liées d'une manière permanente par un de leurs bouts. On donne à ce lien fixe une longueur un peu moindre que l'épaisseur du membre sur lequel on doit opérer.

Pour faire fonctionner le tourniquet, l'une des baguettes est appliquée perpendiculairement à la direction du vaisseau que l'on veut comprimer, l'autre du côté opposé du membre. On passe alors dans les encoches des deux bouts libres une ficelle qu'on serre progressivement, jusqu'à ce que l'hémorrhagie s'arrête. On fixe alors par un nœud le lien constricteur de manière qu'il ne se relâche pas. Une compresse placée sous chacune des baguettes rendra la compression plus supportable.

Les moyens que nous venons d'indiquer ne sont que des moyens temporaires. Vous devez toujours les employer en cas d'urgence. Ils donneront au patient le temps d'attendre le médecin.

Nous ne terminerons pas ce chapitre sans vous recommander d'étudier sur le vivant et sur vous-même le trajet des artères et les points où leur compression est la plus facile.

Le battement de l'artère vous décélera sa présence sous le doigt.

Ce sont les hémorrhagies artérielles qui sont les plus redoutables. L'ouverture d'une grosse artère peut amener la mort d'une façon pour ainsi dire foudroyante.

La nature a placé ces vaisseaux de manière à les protéger le plus possible contre les violences extérieures. — Les artères (1) qu'accompagnent les veines et les nerfs principaux de la région se dirigent parallèlement à leurs axes et en suivant leur face interne. Le faisceau vasculaire, tronc veineux et tronc artériel, ainsi que les nerfs sont donc protégés par la charpente osseuse et la masse musculaire.

Pour faire la compression d'une artère des membres, il faut comprimer à la racine même du membre.

En pratiquant la compression d'une artère avec les doigts, on dirigera toujours la pression d'avant en arrière et en appliquant le vaisseau sur le plancher osseux sous-jacent dont on sentira la résistance sous les doigts.

La planche ci-contre vous indique les points précis que vous devez comprimer, suivant la région.

(1) Des membres supérieurs et inférieurs.

SCHÉMA DES POINTS D'ÉLECTION

POUR LA COMPRESSION DES ARTÈRES

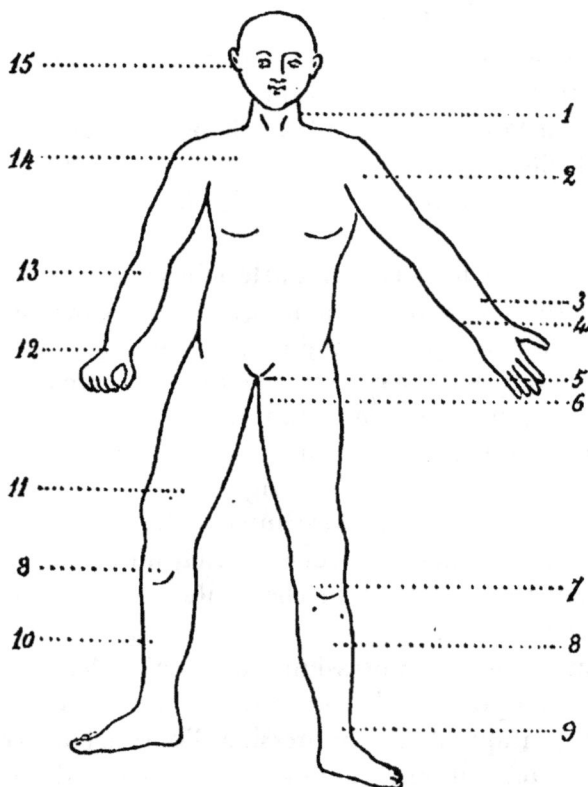

1. Carotide. — 2. Humérale. — 3. Radiale. — 4. Cubitale.
5. Honteuse. — 6. Fémorale (partie supérieure). — 7. Péronière. — 8. Tibiale (tiers supérieur). — 9. Malléolaire
externe. — 10. Tibiale (tiers supérieur). — 11. Fémorale
(tiers inférieur). — 12. Dorsale de la main. — 13. Tronc
radio-cubital. — 14. Ancillaire. — 15. Auriculaire.

CHAPITRE XI

Syncope. — Premier pansement. —
Plaies. — Contusions. — Piqûres. — Brûlures.

La Syncope. — Comme l'asphyxie, présente les caractères de la mort apparente.

Elle peut se produire dans les circonstances les plus variées : excès de température, fatigue excessive, surmenage, émotions violentes, etc. Elle accompagne fréquemment les hémorrhagies abondantes et peut dans ce cas être considérée comme un bénéfice de nature.

Dans la syncope, en effet, les mouvements du cœur cessent presque complètement et, du fait de l'arrêt du cœur, le sang cesse de couler.

Lorsque la syncope est la conséquence d'une blessure, on appliquera le traitement des hémorrhagies.

Dans tous les cas, on s'empressera de donner au sujet qui est en syncope les mêmes soins que nous avons indiqués en premier lieu pour les asphyxiés : de l'air frais, des aspersions d'eau fraîche sur le visage, des inhalations de vinaigre et d'ammoniaque, des frictions alcooliques à la région du cœur, des frictions sur tout le corps, particulièrement s'il y a eu perte abondante de sang.

Le malade sera couché la tête un peu plus basse que les pieds. On lui frappera dans la paume des mains, on lui frictionnera la plante des pieds pendant un assez long temps.

Quand le malade reviendra à lui, il sera bon de lui administrer quelques gorgées d'eau additionnée d'une très légère quantité d'un cordial quelconque.

N'oubliez pas que, pour le syncopé comme pour l'asphyxié, vous devez impitoyablement éloigner du malade tous les curieux et toute personne dont la présence n'est pas indispensable.

Une injection hypodermique d'une seringue d'éther sulfurique réveille presque immédiatement le syncopé., Mais il vaut mieux que vous vous absteniez le plus possible de cette pratique et que vous laissiez ce soin au médecin.

Plaies. — Pour panser une plaie.

1° Vous préparerez d'abord un litre de solution de sublimé soit en versant dans un litre d'eau le flacon de sublimé du sac d'ambulance, soit en faisant dissoudre dans la même quantité un ou deux comprimés de sublimé suivant la dose indiquée ;

2° Vous vous laverez et vous vous savonnerez très soigneusement les mains en vous servant de la brosse à ongles. — Vous vous rincerez les mains sans les essuyer. A partir de ce moment, vous ne toucherez à aucun autre objet qu'à ceux du pansement ;

3° Sauf un cas de nécessité absolue, vous ne devez pas porter les mains sur la blessure ;

4° Vous laverez la plaie en l'arrosant doucement avec la solution de sublimé que vous venez de préparer ;

5° Si la plaie saigne abondamment, sans cependant que la perte de sang constitue une hémorrhagie proprement dite, versez d'abord quelques gouttes d'eau oxy-

génée sur la plaie ; le sang ne tardera pas à s'arrêter.
Quand le sang aura cessé de couler, appliquez sur la
plaie une compresse de gaze stérilisée en plusieurs
épaisseurs et d'une surface qui recouvre très amplement
la blessure. Par-dessus la compresse, appliquez un carré
d'ouate hydrophile imbibé de la solution au sublimé.
Recouvrez ce carré d'une lame de taffetas chiffon, placez
par-dessus une couche d'ouate hydrophile ou d'ouate
ordinaire et terminez le pansement en mettant une bande
modérément serrée (crêpe Velpeau). C'est ce que l'on
appelle le pansement humide.

Il y a de sérieuses précautions à prendre pour le
sublimé, qui est un poison très violent. Si le sac d'ambulance contient cette substance en solution, *ne jamais se
servir de cette solution pure.* Le contenu de ce flacon
devra toujours être étendu d'au moins un litre d'eau.

Les premiers soins à donner aux plaies varient suivant la nature de la plaie et suivant l'organe qui est
atteint.

Pour les plaies des mains et des bras, mettez après le
pansement une écharpe qui tienne la main plus élevée
que le coude.

Pour les plaies des membres inférieurs, le blessé sera
allongé. Maintenez le talon plus haut que le siège.

Le lavage qu'on fait avant d'appliquer le pansement
proprement dit a pour but de débarrasser la plaie de tout
corps étranger. Lorsque le lavage ne suffira pas, on se
servira des pinces de la trousse pour extraire le corps
étranger. L'emploi de la pince à écharde est indispensable lorsque la plaie est due à un objet piquant qui s'est
cassé dans les tissus.

Les plaies d'une certaine étendue ont souvent de la

tendance à rester béantes. On arrive à les fermer au moyen de bandelettes de diachylon ou de taffetas gommé qu'on fait adhérer de chaque côté de la plaie après avoir ramené ses deux lèvres au contact.

Un moyen que vous pouvez employer est le suivant : De chaque côté de la plaie, à peu près à un centimètre de ses bords, collez, en y appliquant plusieurs couches de collodion, deux bandelettes de tarlatane de un centimètre et demi de large et dépassant de trois centimètres les deux bouts de la plaie. Vous collerez ces deux bandes de manière que leurs bords qui longent la plaie ne soient pas adhérents à la peau. Lorsque le collodion sera sec, soulevez légèrement les bords de la bandelette qui longent la plaie et avec une aiguille et du fil, cousez ensemble ces deux bords. Une fois le fil jeté par-dessus la plaie, vous tirez dessus comme sur un lacet de corset pour amener les deux lèvres de la plaie en contact.

Ces moyens vous permettront d'attendre la venue du médecin, qui fera la suture chirurgicale. Vous ne devez jamais essayer de faire cette suture.

Les plaies pénétrantes du ventre et de la poitrine demandent plus encore que les autres à être mises à l'abri de l'air. La couche d'ouate devra être très épaisse. On la maintiendra par un bandage de corps (serviette ou petite nappe fixées avec des épingles de sûreté). Ce pansement devra être un peu plus serré que ceux des membres.

Le blessé à l'abdomen sera tenu couché avec les genoux repliés pour relâcher les parois abdominales. Ces plaies provoquent souvent des hémorrhagies internes et ceux qui en sont atteints sont tourmentés par une soif ardente. Donnez le moins possible à boire aux blessés de cette catégorie. Toutefois, vous pouvez leur donner quelques gorgées d'eau salée aiguisée de vinaigre.

Pour les plaies abdominales, vous appliquerez le *pansement humide* et vous l'empêcherez de se dessécher trop vite en le mouillant de temps en temps.

Les plaies par morsure recevront les mêmes soins que les plaies ordinaires; il est à remarquer que ces plaies s'accompagnent d'une contusion de la région. Le pansement humide doit leur être appliqué de préférence.

Lorsque la morsure est faite par un animal à venin (vipère) ou qu'on peut soupçonner que l'animal est atteint de rage (chien), on devra d'abord exercer au-dessus de la plaie une compression énergique, soit avec la bande de caoutchouc, soit avec un lien fortement serré afin de s'opposer à l'entraînement du virus par le sang dans le reste du corps. On comprimera le plus possible les tissus tout autour de la plaie. On opérera la succion soit directement avec la bouche, soit en appliquant une ventouse.

Lorsqu'on pratique la succion, la personne qui se dévoue doit bien s'assurer que ses lèvres ou sa langue ne présentent aucune excoriation. Il est plus prudent d'employer la ventouse.

Après ces mesures préliminaires, on devra cautériser la plaie au fer rouge avant d'appliquer le pansement. Il vaut mieux confier cette opération à un médecin. Le sauveteur ne se décidera à le faire lui-même que s'il a l'absolue certitude qu'il ne peut pas du tout compter sur le concours de ce dernier.

Ces plaies seront pansées comme les plaies ordinaires.

Les *contusions* sont des blessures sous-cutanées. L'ecchymose, qui en est la conséquence forcée, prouve bien qu'il y a eu des vaisseaux rompus et du sang épanché. Mais la peau n'ayant pas été entamée l'hémor-rhagie est sous-cutanée.

Les sacs d'ambulance sont généralement munis d'un flacon de sous-acétate de plomb, dont le contenu est destiné à faire un ou deux litres d'eau blanche. Suivant l'indication que porte le flacon, on versera dans un litre d'eau la moitié ou le tout. Et on recouvrira la partie contusionnée *d'une compresse* ou d'une *couche de coton imbibées de cette solution*. Le pansement sera fréquemment arrosé avec ce qui restera du litre d'eau blanche.

Il convient, dans ce cas, de s'abstenir de toute autre manœuvre, frictions, massages, etc. Le blessé devra éviter tout mouvement de la région contusionnée.

Les *piqûres* d'insectes (abeille, scorpion, etc.) demandent d'abord qu'on débarrasse le tissu de l'aiguillon qui y reste presque toujours implanté. On appliquera ensuite des compresses imbibées d'alcali volatil dilué ou des compresses d'eau sédative.

La piqûre de guêpe ou d'abeille au larynx n'est pas excessivement rare. Le jus de persil donne de bons résultats dans ce cas. La personne atteinte mâchera du persil et l'avalera.

Les *brûlures* peuvent être considérées comme des plaies faites par un agent spécial.

On les classe en brûlures :

Au premier degré, rougeur de la peau ;

Au second degré, vésication de la peau, ampoule ;

Au troisième degré, mortification plus ou moins profonde de la peau ;

Au quatrième degré, carbonisation complète.

Les brûlures sont très douloureuses, mais la douleur est à l'inverse de leur gravité.

Le sauvetage d'un brûlé demande des précautions particulières. Si ses vêtements sont en flammes, on étouffera le feu à l'aide d'un drap, d'un tapis ou d'une couverture mouillés ou non qu'on jettera sur les épaules de la victime et avec lesquels on l'enveloppera rapidement.

Lorsque le feu sera éteint, on dépouillera la victime de ses habits. Ne perdez pas votre temps à déshabiller le brûlé. Coupez les vêtements et retirez les morceaux en agissant avec les plus grands ménagements. Évitez d'érailler la peau, ce qui augmenterait les douleurs et aggraverait les plaies.

Si des lambeaux de linge sont adhérents à la peau, il faut les couper tout autour et ne pas les arracher.

Le premier remède à appliquer dans les cas de brûlure, c'est l'eau froide qu'on appliquera soit en bains, soit en compresses.

L'eau aiguisée d'une cuillerée à café de laudanum par litre sera plus calmante.

Le meilleur pansement est l'acide picrique. Les sacs d'ambulance sont pourvus d'un flacon de solution sursaturée d'acide picrique. On arrosera la brûlure avec cette solution, puis on appliquera une compresse de gaze stérilisée qu'on recouvrira d'une couche d'ouate hydrophile et on serrera modérément avec une bande (crêpe Velpeau).

Les flacons d'acide picrique contiennent toujours une assez grande proportion de sel non dissous qui dépose au fond du flacon. Lorsque la solution sera épuisée, on utilisera ce dépôt. Pour avoir une seconde dose, on n'aura qu'à remplir d'eau le flacon.

L'acide picrique a cet avantage, sur tous les autres remèdes, de faire cesser la douleur presque instantanément.

CHAPITRE XII

Fractures. — Appareils d'immobilisation. — Luxations. — Entorses.

La fracture est une blessure ayant amené la solution de continuité des os.

Les fractures des os des membres sont les plus fréquentes.

Au moment où se produit la fracture, le blessé éprouve une douleur très vive au point où l'os se casse. Il ne peut plus se servir du membre fracturé, qui présente immédiatement une déformation.

La partie au-dessous du point blessé présente une mobilité anormale.

Les mouvements imprimés au membre provoquent des douleurs violentes et on a la sensation de crépitement due au frottement des deux fragments. Le blessé dit souvent qu'au moment de l'accident il a entendu ou senti l'os craquer.

Ne cherchez pas tout d'abord à vous rendre absolument certain de la nature exacte de la lésion. Une luxation, une violente contusion peuvent, au début, revêtir les premiers symptômes d'une fracture. Pour plus de précautions il faut toujours agir comme si l'on était en présence de ce dernier accident.

Le blessé sera relevé, accompagné, soutenu ou porté suivant son état.

Le relèvement d'un blessé qui présente une fracture des membres inférieurs demande la manœuvre spéciale que nous avons indiquée au chapitre III.

Le soin de réduire la fracture, d'appliquer un appareil permanent appartient exclusivement au médecin.

En attendant le médecin, placez le blessé dans la situation la plus convenable et la moins douloureuse. Immobilisez le membre et donnez-lui la position qui se rapproche le plus de la position normale.

Vous obtiendrez cette immobilisation en appliquant de chaque côté de l'os fracturé un tuteur (attelle) que vous maintiendrez en place par des liens. Les attelles et les liens peuvent varier à l'infini suivant les circonstances. Un fourreau de sabre et sa lame et deux cravates de soldat peuvent faire un appareil à fracture. Vous pouvez aussi faire des attelles avec des faisceaux de paille serrés d'une ficelle roulée en spirale. En un mot, ingéniez-vous à employer ce que vous avez sous la main.

Les sacs sont généralement munis d'appareils à fractures. Il est urgent que le sauveteur apprenne à s'en servir et cette étude doit faire l'objet de plusieurs leçons orales.

Les attelles devront être assez serrées par les liens pour immobiliser le membre, mais il sera bon d'interposer entre elles et la peau de l'ouate ou de la mousse pour adoucir un peu la pression.

Des compresses d'eau froide seront appliquées sur le point fracturé pour combattre à la fois la douleur et l'inflammation.

Si la fracture se complique de plaie et d'hémorrhagie, soignez ces deux complications comme nous l'avons indiqué aux chapitres qui les concernent.

APPAREILS D'IMMOBILISATION

Jambe. — Le membre ayant été redressé le mieux possible et placé dans la position qui semblera se rapprocher le plus de la normale, ce dont on se rendra compte par comparaison avec la jambe saine, on appliquera une compresse imbibée d'eau fraîche ou d'eau blanche au point de la fracture. On placera de chaque côté du membre une attelle garnie de coussinets. Ces attelles seront ensuite serrées par trois liens qu'on nouera en avant de la jambe. Ces liens comprimeront les attelles et les coussinets et les deux fragments seront ainsi immobilisés.

Une troisième attelle également garnie de coussinets pourra être placée au devant de la jambe et comprise dans les mêmes liens que les deux attelles latérales.

Les attelles latérales seront toujours plus longues que la jambe et la dépasseront de dix centimètres environ au-dessous du pied et au-dessus de l'articulation du genou.

Le pied sera maintenu droit par un lien (cravate ou bande) dont le milieu sera appliqué sur la plante du pied. Les deux bouts seront croisés sur le cou-de-pied et seront ensuite fixés à l'extrémité inférieure de l'appareil par un ou deux tours circulaires et noués ensuite ou assujettis avec des épingles.

Les liens seront placés : le premier au niveau de la cheville, le second au milieu de la jambe, le troisième au-dessous du genou.

Cuisse. — Les mêmes éléments seront employés pour l'appareil à fracture de cuisse, et on procédera de la même façon que pour la jambe.

Les deux attelles dépasseront le pied de dix centimètres environ; l'attelle interne devra remonter jusqu'à l'aine et l'attelle externe jusqu'à l'aisselle.

Cinq liens sont nécessaires : deux au bas de la jambe, un au-dessous du genou, un au-dessus du genou, le quatrième au tiers supérieur de la cuisse et le cinquième, plus large que les autres, au bout supérieur de l'attelle externe, fera le tour de la poitrine.

Le docteur Le Page indique dans son manuel de premiers secours le procédé dit *de la Couverture*. Ce procédé permet de fabriquer extemporanément une véritable gouttière.

On emploie pour le réaliser la couverture du sac d'ambulance et deux attelles plus longues de 15 cent. au-dessus du genou et de dix centimètres au-dessous du pied lorsqu'il s'agit de la jambe et ayant, pour la cuisse, l'attelle interne un peu plus que la longueur du membre inférieur, et l'attelle externe un peu plus que la longueur du pied à l'aisselle.

On étale la couverture et on la plie en plusieurs doubles, de façon à lui donner la même longueur que les attelles. On la glisse sous le membre fracturé, qu'on fait doucement soulever par deux aides qui ont soin de le maintenir en bonne position. Dans chacun des côtés de la couverture débordant en dehors et en dedans du membre, on enroule les deux attelles jusqu'à ce que ces rouleaux, ces coussinets rigides arrivent au contact du membre, sur ses faces interne et externe, et bien parallèlement à lui. On maintient alors ce contact par trois liens qu'on glisse sous le membre sans le soulever à nouveau.

Pour la cuisse, on enveloppera les attelles appropriées à cette fracture dans la couverture en disposant celle-ci de la manière suivante :

Pliée dans le sens de sa longueur, elle sera placée parallèlement au blessé du côté de la fracture. Puis la corne du haut du côté du blessé étant repliée en triangle, cette couverture sera glissée sous le membre, qu'on soulèvera avec toutes les précautions possibles.

Grâce au pliage de la corne interne, la couverture est moins haute en dedans, où elle doit passer entre les jambes, qu'en dehors, où elle peut remonter jusqu'à l'aisselle.

On procède ensuite pour enrouler les attelles dans la couverture comme pour la jambe.

On peut aussi appliquer une attelle antérieure. L'appareil sera maintenu par cinq liens, comme il a été dit précédemment.

Lorsque l'attelle externe remonte jusque sous l'aisselle, on peut la maintenir avec un bandage de corps ou une serviette serrés autour du tronc.

Le membre sain peut encore être employé comme tuteur du membre fracturé. Pour cela, on réunit le membre sain et le membre blessé par des liens qui leur font faire corps.

Dans un cas très pressant et lorsqu'il faut évacuer le blessé du lieu du sinistre, le ligotage des deux membres en dehors de toute application d'appareil devra être employé tout d'abord. Une fois à l'abri du danger immédiat on procédera à des soins plus minutieux.

Membres supérieurs (bras, avant-bras, clavicule, omoplate). — Les fractures des membres supérieurs peuvent être maintenues par des appareils analogues à ceux employés pour les membres inférieurs. Mais en attendant le secours du médecin, le simple appareil de soutien suffit et doit avoir votre préférence.

Une cravate, une écharpe, voire même la veste du

blessé peuvent servir à l'immobilisation du membre atteint.

L'avant-bras, fléchi sur le bras, est appliqué contre la poitrine, la main un peu plus haute que le coude. Une écharpe sera passée sous l'avant-bras. Quelques tours de bande ou une serviette comprimant le bras contre le tronc assureront une immobilité suffisante.

L'appareil dit bandage de corps ou écharpe triangulaire est le plus facile à employer. On prend une écharpe triangulaire ou une serviette de un mètre carré qu'on plie en triangle.

La base du triangle est placée au-dessous des aisselles et enveloppe le corps. Les deux pointes doivent se nouer en arrière du dos. La pointe libre retombe sur la poitrine par-dessous le bras blessé. On dispose ce bras fléchi sur la poitrine. Puis on relève la pointe du triangle sur l'épaule, du côté blessé.

Le bras et l'avant-bras ainsi pris dans l'écharpe sont maintenus immobiles et appliqués au corps comme dans une gouttière ou dans un hamac. La pointe du triangle est fixée au premier nœud, soit directement, soit par un bout de bande.

Fractures du bassin et de la colonne vertébrale. — Ces fractures, d'une gravité exceptionnelle, pourront être immobilisées par la méthode dite de la couverture.

Dans ce cas, il faut mettre de chaque côté du corps deux attelles, allant des pieds aux aisselles. On les applique en faisant pour le corps entier ce qu'on fait pour un membre.

Fractures de côtes. — L'immobilisation de la cage thoracique sera obtenue au moyen d'une large ceinture faite avec une serviette, qui sera serrée le plus possible. Deux bandes placées en bretelles empêcheront cette ceinture de descendre.

Les *fractures du crâne* ne pourront recevoir de votre part que les soins généraux que nous avons indiqués pour les blessures graves.

Les *fractures de la mâchoire* demandent que les fragments soient maintenus immobiles. Un mouchoir placé en jugulaire, noué sur le sommet de la tête et suffisamment serré, est l'appareil qui sera toujours à votre portée.

La fronde de Bouisson est le meilleur appareil pour la fracture du maxillaire inférieur. C'est une compresse à quatre chefs de dix centimètres de large sur 70 centimètres de long, laissant au milieu de l'appareil un plein de 20 centimètres environ. Le milieu de l'appareil est appliqué sur le menton au-dessous de la lèvre inférieure. Les deux chefs supérieurs sont noués derrière la nuque, les deux chefs inférieurs sur le crâne. Le menton et le maxillaire sont ainsi maintenus parfaitement en place.

Les appareils à fracture demandent à être suffisamment serrés, sans l'être trop. Insuffisamment serrés, ils laisseraient les fragments mobiles, ce qui est horriblement douloureux. Trop serrés, ils amèneraient vite le gonflement du membre. Laissés trop longtemps en place, ils finiraient par provoquer de la gangrène.

Il n'est pas indispensable d'enlever les vêtements du blessé pour placer un appareil à fracture et pour immobiliser le membre. Sauf dans le cas où il y a écoulement de sang, mieux vaut placer l'appareil par-dessus les vêtements.

Soit en relevant le blessé, soit en lui appliquant le premier appareil, évitez tout mouvement inutile. Ingéniez-vous pour passer les liens en les faisant glisser sous le membre sans le soulever ou, du moins, en le soulevant le moins possible.

En suivant toutes ces instructions vous éviterez des souffrances au patient en attendant qu'il puisse recevoir les secours chirurgicaux qui lui sont nécessaires.

LUXATIONS

La luxation est le déboîtement d'une articulation sous l'influence d'une violence extérieure.

La luxation provoque une douleur très vive à l'articulation qui en est le siège. Les mouvements du membre luxé sont impossibles.

Au niveau de l'articulation on constate une déformation qu'accompagne toujours une modification dans la longueur du membre qui devient plus court ou plus long.

N'essayez pas la réduction. Placez le blessé dans la position qui lui sera la moins douloureuse. Appliquez au point luxé des compresses d'eau fraîche et transportez-le au plus vite à l'endroit où il pourra recevoir des soins.

ENTORSE

L'*entorse* ou foulure est le diminutif de la luxation. Les ligaments articulaires sont tiraillés, mais les surfaces articulaires des os ne perdent pas leurs rapports normaux.

Les entorses les plus fréquentes sont celles de la cheville, du pied et du poignet. L'entorse de ce dernier est souvent confondue avec la fracture de l'extrémité inférieure du radius.

La douleur très vive qu'on ressent au siège de l'entorse s'irradie souvent très loin de son point de départ. Les mouvements ne peuvent plus s'accomplir. Il se produit du gonflement, de la rougeur et souvent de l'infiltration sanguine des tissus.*

L'eau froide en bain ou en compresse est le premier moyen à employer pour soulager la personne atteinte de foulure.

Lorsque le médecin aura vu le blessé et qu'il aura constaté la nature exacte de la lésion vous ferez du massage si cela est nécessaire.

CHAPITRE XIII

Empoisonnements. — Division des Poisons. — Soins
généraux. — Soins spéciaux.

L'empoisonnement est provoqué par l'absorption de
substances qui intoxiquent notre économie, rendent le
sang inapte à ses fonctions et déterminent, suivant leur
nature, des symptômes toujours très graves, souvent
rapidement mortels.

Voici la division adoptée pour les poisons :

1º **Poisons minéraux :**

Acides ou corrosifs $\left\{ \begin{array}{l} \text{sublimé, phosphore, acides} \\ \text{acétique, sulfurique, chlor-} \\ \text{hydrique, azotique, phé-} \\ \text{nique, etc.} \end{array} \right.$

Alcalins ou sels $\left\{ \begin{array}{l} \text{soude, potasse,} \\ \text{ammoniaque.} \end{array} \right.$

2º **Poisons végétaux.**

Soporifiques. — Opium.
Tétaniques. — Strychnine
Émétiques. — Champignons vénéneux.

3º **Poisons animaux.**

Par ingestion. — Moules.
Par inoculation. — Venins de serpents.

4° **Poisons gazeux.**

Gaz irrespirable. — Acide carbonique.

Gaz délétères { oxyde de carbone,
acide sulfhydrique,
etc.

L'empoisonnement par les gaz irrespirables ou délétères a été étudié dans le second chapitre de l'asphyxie.

Les soins à donner dans le cas de morsure ou de piqûre venimeuse ou virulente ont été indiqués dans le chapitre X.

Dans tous les cas d'empoisonnement par substances ingérées, le premier service que vous devez rendre au malade est de le faire vomir abondamment.

Pour cela, chatouillez-lui le fond de la gorge avec une barbe de plume ou avec le doigt. Facilitez le vomissement en lui faisant avaler un ou deux verres d'eau tiède.

Calmez sa soif en lui faisant prendre de l'eau dans laquelle vous aurez fait délayer un blanc d'œuf ou bien de l'eau gommée.

S'il défaille, administrez lui du café chaud très fort, soit par la bouche, soit en lavement.

Dès que le médecin arrivera, remettez-lui la fiole ou la boîte dont le contenu a occasionné l'empoisonnement. S'il s'agit d'une autre substance, indiquez-la lui.

Dans le cas où vous ne pouvez pas compter sur le secours du médecin, agissez par vous-même. Voici quelle sera votre conduite, suivant le cas.

1° *Poisons corrosifs* (acide acétique, sulfurique, chlorhydrique, etc.; acide phénique, phosphore, sublimé).

Dès que le malade paraîtra avoir assez vomi, faites-lui absorber de l'eau de savon

Savon blanc de Marseille,.............. 15 gr.
Eau............................... un demi-litre.

ou du lait, de l'eau gommée, des blancs d'œufs battus dans de l'eau, ou encore une décoction épaisse de gruau, de graines de lin ou d'orge.

L'huile d'olive administrée à la dose de cinq à dix cuillerées à soupe est très efficace.

Mais IL NE FAUT JAMAIS DONNER DE L'HUILE *dans l'empoisonnement* PAR LE PHOSPHORE.

2° *Poisons alcalins* (soude, potasse, ammoniaque, eau de Javel).

Dès que les premiers soins auront été donnés et que le malade aura évacué, en vomissant, tout ce qu'il peut évacuer de la substance nuisible, on neutralisera ce qui est resté dans l'organisme en faisant absorber des boissons acides, de l'eau vinaigrée, du jus de citron ou du jus d'orange. Ces boissons seront administrées largement.

Dans les empoisonnements de ce genre, *abstenez-vous absolument de faire des frictions*.

3° *Poisons soporifiques* (opium, morphine, belladone).

Empêchez le malade de s'endormir, tenez-le debout, faites le marcher. Donnez-lui du thé ou du café chauds par la bouche ou en lavements. Faites-lui respirer de l'ammoniaque. Pratiquez sur tout le corps des frictions énergiques.

4° *Poisons tétaniques* (noix vomique, strychnine).

Faites prendre tout d'abord quinze à vingt gouttes de teinture d'iode dans un verre d'eau sucrée que le patient avalera par gorgées.

Le meilleur contre-poison des tétaniques paraît être le permanganate de chaux.

Permanganate de chaux................	0,50 centigr.
Eau distillée.........................	150 gr.

qu'on administrera par cuillerées à potage de quart d'heure en quart d'heure.

5° *Poisons émétiques* (champignons vénéneux, moules).

Dans ce genre d'empoisonnement, vous ferez également vomir le sujet empoisonné, mais il ne faudra lui donner à boire que le moins possible.

Il est bon d'administrer un purgatif (huile de ricin ou un purgatif salin). L'eau gommée est aussi employée.

Le remède souverain contre les poisons émétiques est la poudre de charbon de bois qu'on administre soit dans l'eau gommée, soit dans du sirop de gomme.

Vous pouvez vous procurer de la poudre de charbon en pilant du charbon de bois ou de la braise éteinte. Faites en avaler six à sept cuillerées à soupe.

On peut considérer l'efficacité de ce traitement comme absolue.

SECONDE PARTIE
L'Infirmier

—

CHAPITRE PREMIER

Le sauveteur et le secouriste. — Qualités de l'infirmier. —
Sa conduite vis-à-vis du malade. — Ses rapports avec le
médecin. — Utilité du manuel de l'infirmier.

L'énergie, l'esprit d'initiative caractérisent le sauveteur; le calme, la patience et l'abnégation sont les trois
qualités capitales de l'infirmier.

Si donc il revient surtout aux hommes de pouvoir se
signaler dans les périls, les femmes trouveront comme
infirmières leur place toute marquée au lit des malades.

Les fonctions de l'infirmier paraissent tout d'abord
plus modestes que celles du sauveteur, mais un dévoûment obscur qui dure de longs jours est aussi admi-
rable que la plus belle action d'éclat. Sauveteur et
secouriste ont droit à la même part de notre reconnais-
sance. A l'un comme à l'autre revient la plus douce des
récompenses : celle qu'on trouve dans le sentiment du
devoir fidèlement accompli, dans la conviction d'avoir
soulagé une infortune humaine, d'avoir contribué à
sauver son semblable.

Il faut des qualités spéciales pour être un bon infirmier. Tout le monde ne voudrait pas être sœur de charité et, parmi ceux qui voudraient l'être, il en est qui ne le pourraient pas.

L'infirmier doit avoir une nature calme. A cette qualité fondamentale, il faut qu'il joigne un esprit sincère et ordonné, qu'il soit scrupuleusement consciencieux, dévoué à sa profession et qu'il exécute avec une obéissance absolue les prescriptions du médecin. En un mot, son rôle est un rôle d'abnégation.

Pour que l'infirmier puisse remplir ses fonctions, qui ne réclament pas un effort violent, mais qui lui imposent de longues fatigues, il doit être robuste et résistant. Les veilles prolongées ont vite raison les volontés les plus énergiques. Il est remarquable que les femmes résistent bien plus que les hommes au manque de sommeil.

L'infirmier devra être de la plus méticuleuse propreté : l'intérêt du malade, comme le sien, réclame le plus grand soin sur ce point.

Telles sont les qualités que le médecin demande à celui qui doit le seconder dans la lutte contre la maladie.

Vis-à-vis du malade, l'infirmier doit être doux et extrêmement patient.

Si l'infirmier n'est pas soumis à garder le secret professionnel, il n'en est pas moins tenu à la plus grande discrétion. Il pourra lui arriver de recevoir de son malade des confidences qu'il devra oublier aussitôt. Sa discrétion et son calme lui attireront la confiance du malade et de son entourage. Il remplira toutes ses fonctions avec la plus grande égalité de caractère : c'est peut-être, des conditions qu'on exige de lui, la plus pénible à observer sans défaillance.

Toutefois sa douceur, et sa complaisance n'excluront pas une certaine fermeté : il faut que l'infirmier possède son malade. Cet ascendant lui sera utile surtout à la fin de la maladie. Le patient entrant en convalescence se sent revivre, devient plus exigeant, plus volontaire et pourrait, par ses imprudences, compromettre sa complète guérison ou amener une rechute.

L'infirmier doit éviter les trop longues conversations. Il doit calmer son malade, lui parler avec modération et, au besoin, lui imposer silence lorsqu'il constate que la conversation devient une fatigue.

Si la discrétion la plus absolue est réclamée à l'infirmier vis-à-vis de celui qui lui est confié, plus grande encore doit être sa réserve vis-à-vis du médecin. Gardez-vous de faire devant le malade la moindre critique sur le traitement qui lui est prescrit. Non seulement vous nuiriez au médecin, mais vous porteriez le plus grand préjudice au malade en lui enlevant la confiance.

Lorsque le médecin viendra auprès du malade, vous lui indiquerez aussi clairement et aussi brièvement que possible les faits qui se seront produits depuis sa dernière visite ; vous lui signalerez avec exactitude les modifications que vous aurez constatées dans la température et dans l'état du malade.

Vous entendez souvent dire que tel infirmier ou telle infirmière ont *la main très douce*. Sans nous refuser d'admettre qu'il y a des personnes mieux douées que d'autres pour soigner les malades, nous pouvons assurer que cette douceur de main et cette habileté sont surtout le résultat de la pratique. Quelque adroit et doux qu'on puisse être, sans la pratique on commettra des erreurs et des maladresses.

Avec des indications précises que l'expérience viendra compléter, vous acquerrez bien vite cette qualité si appréciée du pauvre patient « la douceur des mains » de l'infirmier.

C'est en vue de vous donner cette facilité de prodiguer vos soins avec moins de peine et de les faire accepter avec plaisir que nous avons réuni ici les principes qui doivent vous guider et les indications que vous devez suivre pour donner des soins efficaces au malade et pour devenir des aides précieux pour le médecin.

CHAPITRE II

La chambre. — Le lit. — Changement de lit.

Une chambre qui mesure trois mètres sur quatre de surface est suffisante pour qu'un malade y soit parfaitement installé. Il est très désirable que cette pièce soit munie d'une cheminée, qui servira, suivant la saison, à la chauffer ou à la ventiler. On la choisira le plus éloignée possible des cabinets d'aisances, des cuisines et des écuries. Il faut à cette chambre une fenêtre assez grande pour que l'air puisse y être largement renouvelé.

C'est une grave erreur de croire que les malades doivent être privés de l'air extérieur. Vous ouvrirez la fenêtre trois ou quatre fois par jour pendant vingt minutes, en préservant le malade du courant d'air et en recouvrant son visage de plusieurs doubles de gaze.

En répandant des odeurs ou en brûlant des matières odorantes dans une chambre de malade, on ne fait que surcharger l'atmosphère déjà viciée. L'aération est le seul vrai purifiant.

Autant que possible, vous choisirez une chambre dans laquelle le soleil pénètre librement. La lumière solaire est le plus puissant destructeur des germes morbides. Des rideaux de toile faciles à laver et peu pénétrables aux poussières garniront la fenêtre et régleront la lumière si elle devient fatigante. Il n'y a que des cas tout à fait particuliers pour lesquels on devra proscrire la lumière.

La chambre sera éclairée jour et nuit. Pendant la nuit on empêchera la lumière d'incommoder le malade en se servant d'un abat-jour.

La chambre du malade ne devrait contenir que son lit, une tablette pour les objets nécessaires et les médicaments et le siège de l'infirmier. Supprimez toute tenture, tout tapis, tout tableau, toute inutilité sur laquelle la poussière peut se déposer. Une chambre simplement blanchie à la chaux serait ce qu'il y aurait de mieux.

Pour une chambre de malade, la température moyenne doit être de 18 degrés centigrades.

Il est indispensable que la chambre soit nettoyée chaque jour. En supprimant toutes les inutilités, non seulement on rend la pièce plus saine, mais enc re plus facile à entretenir. — Le parquet sera lavé tous les jours avec un linge humide imbibé d'une solution antiseptique et on essuiera soigneusement les meubles et les murs, tout en évitant de faire de la poussière.

Le lit sera, autant que possible, disposé de manière qu'on puisse l'aborder des deux côtés, c'est-à-dire qu'il ne doit s'appuyer au mur que du côté de la tête.

Le meilleur lit de malade est le lit en fer avec sommier en fil de fer. C'est celui qui est le plus facile à entretenir. Pour un adulte, il aura deux mètres de long sur environ un mètre de large.

Les lits très bas sont commodes pour le malade quand il peut se lever, mais lorsque l'infirmier doit relever le malade, ou le sortir de son lit, un lit bas augmente énormément sa fatigue. La hauteur qui met le malade à la portée est de 80 à 90 centimètres.

Il est bon que le lit soit muni de roulettes, au moins du côté de la tête.

Le sommier, composé de lattes soutenues par des ressorts métalliques, est supérieur à tout autre.

On met généralement deux matelas sur le sommier. Le matelas de dessous peut être en laine, en varech ou en paille d'avoine. La meilleure matière pour composer le matelas de dessus et les oreillers est le crin animal préparé.

Entre le drap de dessous et le matelas, il est bon d'interposer une grande alèze en tissu caoutchouté destinée à préserver ce dernier.

Comme couvertures on emploiera en hiver les couvertures de laine, une, deux et même trois, si c'est nécessaire. En été une couverture légère en coton suffit.

Vous proscrirez impitoyablement les édredons, les matelas et les oreillers en plume; ces pièces de literie, non seulement ne valent rien pour le malade, mais elles ont le défaut de se détériorer complètement lorsqu'on les fait désinfecter.

On peut fixer au chevet du lit une potence munie d'une corde et d'une poignée qui descend au-dessus de la poitrine du malade et à laquelle il peut s'accrocher pour se soulever.

Le lit en fer permet d'installer une courroie avec une poignée. Le bout libre de la courroie est fixé à la traverse du pied et la poignée est mise à la portée de la main du malade.

On empêche le malade de glisser trop au fond du lit en mettant une petite caisse en bois ou un tabouret en bois placé de champ de manière que les pieds du malade appuient sur la planchette.

Pour les malades qui sont forcés de se tenir relevés, on dispose en arrière du traversin ou des oreillers placés derrière son dos une chaise placée de champ ou mieux encore un châssis en forme de pupitre.

Lorsqu'on est obligé de préserver le corps ou une région du poids des couvertures, on dispose au-dessus une sorte de voûte composée de deux ou de trois demi-cerceaux reliés par des traverses.

Enfin, lorsque le malade, entré en convalescence, est assez fort pour se tenir assis, on disposera devant lui une planchette de cinquante centimètres carrés munie de quatre pieds de vingt centimètres sur laquelle il pourra prendre ses repas ou appuyer un livre quand on lui aura permis de se distraire en lisant.

Pour tout malade qui doit rester longtemps couché, on appliquera les mêmes principes qui ont pour but de rendre moins pénible le séjour permanent au lit et d'éviter les conséquences désagréables et fâcheuses qui peuvent en résulter. Le drap de dessous sera très soigneusement tiré et fixé de manière qu'il n'y ait pas de pli. Si le malade peut se soulever au moyen d'un des dispositifs (potence, trapèze) que nous avons indiqués, une seule personne peut le faire. Si le malade est trop faible, deux personnes tireront le drap chacune de chaque côté du lit, puis l'une aux pieds l'autre à la tête. Les tractions se feront doucement et à plusieurs reprises.

Il faut souvent changer et secouer les coussins. Le malade s'en trouve très bien.

Il faut éviter que la chemise fasse des plis. Il est bon de la tirer fréquemment sous le malade, surtout chez celui qui doit rester longtemps couché sur le dos.

On fera bien de changer les malades de lit. Pour certains, c'est absolument indispensable. Pour faire cette manœuvre, il faut moins de force physique qu'on se l'imagine. Avec un peu d'habitude on l'exécute très facilement, et une seule personne suffit.

Voici le procédé qu'on devra employer : les deux lits, séparés par un intervalle de cinquante centimètres, sont placés côte à côte, la tête du nouveau lit au pied de celui du malade. Vous vous mettez entre les deux lits ; vous tirez bien la chemise. Si le nouveau lit est à gauche, vous passez le bras gauche sous le haut des cuisses du malade et le bras droit derrière ses épaules. Il enlacera votre cou de ses deux bras. L'infirmier qui est fléchi sur les genoux à ce moment se relève en appuyant le malade sur sa poitrine. Il fait demi-tour sur lui-même. La tête du malade est alors du côté des pieds du lit qu'il quitte et il n'y a qu'à le déposer sur le nouveau lit, dont le chevet fait face au pied du premier.

Si le malade ne peut s'aider de ses bras, une autre personne, placée à côté du premier infirmier, soutient la tête et le haut du tronc et fait les mêmes mouvements.

On est surpris, après quelques essais, de voir qu'avec une force musculaire moyenne on puisse arriver à porter facilement une personne très lourde.

CHAPITRE III

Tenue du lit. — Changement de draps. — Alèzes. — Réchauffement du lit. — Tenue du malade. — Lavage du corps. — Changement de linge. — Manière de donner à boire au malade et de le mettre sur le bassin. — Manière de le soulever et de l'asseoir.

Certains malades, comme les blessés ou les opérés, ne peuvent pas toujours être changés de lit. Il faut alors savoir changer le drap sans trop faire faire de mouvement au malade.

Pour cela, on roule le drap sur lequel le malade est couché de manière à faire un rouleau qui soit parallèle à son corps. On roule également le drap propre sur la moitié de sa largeur et on le place à côté du premier rouleau. Pendant qu'une ou deux personnes soulèvent un peu le malade, on repousse au-dessous de lui les deux rouleaux. Du même coup on enlève ainsi le drap sale et on met le drap propre en place. Il ne reste plus qu'à étirer et à fixer ce dernier.

Lorsque le malade peut un peu s'aider soit par la courroie, soit par le trapèze de la potence, un seul infirmier suffit pour cette manœuvre.

On doit veiller très attentivement, avons-nous dit, à ce que les draps et le linge de corps ne fassent pas de plis. Cette précaution est capitale en ce qui concerne la région du siège. Cette région, en effet, est sujette à s'écorcher chez les sujets condamnés à être longtemps alités. Les escharres qui peuvent y survenir sont non seulement très douloureuses, mais elles peuvent même compromettre la vie.

L'alèze permet d'installer à cette région une surface absolument plane et plus facilement tendue que le drap. On obtient la tension voulue de l'alèze en la pliant en deux et en cousant ensemble les deux bords libres. Un bâton un peu plus long que la hauteur de l'alèze est introduit dans chacune de ces extrémités qu'il dépasse en haut et en bas. L'alèze étant sous le malade, les deux bâtons se trouvent suspendus de chaque côté du lit et lui sont parallèles. On relie chacune de leurs extrémités correspondantes avec une bonne corde qu'on fait passer par dessous le lit. On tire de manière à rapprocher les deux bâtons et lorsque la tension de l'alèze est obtenue on la maintient en fixant chaque corde par un nœud.

Les tissus imperméables qu'on met sous le drap pour protéger le matelas doivent toujours être choisis très souples, ne jamais faire de plis, être changés, lavés, aérés et renouvelés souvent. Jamais le malade ne sera couché directement dessus, il en sera toujours séparé soit par un drap plié en deux, soit par une alèze.

Outre les plis de la literie, une seconde cause des écorchures et des escharres des malades est l'humidité des draps. L'infirmier devra veiller scrupuleusement à ce que le linge employé soit toujours absolument sec. Il est bon d'exposer les draps devant un feu clair ou de les bassiner avant de mettre le malade au lit. Le réchauffement du lit se fera au moyen de bassinoire, de bouillotte ou de briques chaudes. On veillera à ce que le malade ne se brûle pas au contact des divers objets ou appareils destinés à réchauffer sa couche.

C'est un grand tort de croire que les malades peuvent être soustraits aux soins de propreté usuelle. On doit au contraire exagérer les soins de la toilette pour les personnes condamnées à garder le lit.

Ce devrait être une règle absolue de faire un nettoyage parfait de tout le corps dès le début de la maladie. Loin de nuire au malade, de le refroidir, comme on dit vulgairement, vous lui procurerez toujours un grand bien être.

Chaque jour, il faut laver le visage, les mains, les pieds, la bouche, les oreilles, l'anus et les organes génitaux du malade. On doit lui faire les ongles.

Les autres parties du corps, et notamment le dos, devront être frictionnées au moins une fois par jour avec un gant de bain imbibé d'eau chaude aromatisée d'eau de cologne ou d'eau sédative coupée d'eau chaude. L'eau du lavage aura 33 degrés.

Vous aurez grand soin de ne pas mouiller le lit et d'essuyer soigneusement la peau après chaque toilette. Le meilleur pour cela est de se servir de la serviette éponge.

Il va sans dire que, chez un malade affaibli, il faudra faire cette toilette en plusieurs temps et l'interrompre s'il témoigne de la fatigue.

Chez les hommes, lorsqu'on prévoit que le séjour au lit sera long, il est préférable de faire couper les cheveux à la tondeuse aussi ras que possible. Pour les femmes, on peut leur éviter le sacrifice de leur chevelure en leur nattant les cheveux en six ou huit nattes. Pendant le cours de la maladie, on défera ces nattes, tantôt l'une,

tantôt l'autre afin de ne pas fatiguer la malade et on les
refera après avoir brossé les cheveux.

Le changement de linge doit être fréquent. Il est aussi
important que les lavages du corps pour les malades
longtemps alités.

Les malades ne devraient jamais avoir d'autre vête-
ment que leur chemise. On la prendra longue, à man-
ches et en toile de coton. Supprimez flanelles, tricots et
jersey, qui sont parfaitement inutiles et toujours gênants.

Pour changer la chemise du malade, on le soulève un
peu s'il ne peut le faire lui-même, on dégage la chemise
et on la relève. Si le malade souffre d'un côté, on commence par dégager le bras du côté valide, puis le bras du
côté malade et on enlève la chemise par-dessus la tête.
La manœuvre inverse est faite pour mettre la chemise propre. Il faut toujours avoir soin de bien tirer la chemise
sous le malade pour éviter les plis.

Pour donner à boire au malade, on fait usage d'une
sorte de biberon appelé *oiseau*. Mais le verre est préférable, car il est plus facile d'en vérifier la propreté.

Si le malade ne peut pas boire tout seul, on le soulèvera en passant le bras gauche derrière ses épaules et on
lui présentera le verre de la main droite. Il faut prendre
soin de ne remplir le verre qu'aux deux tiers. Si l'on
présentait le verre plein au malade, on renverserait sur
lui une partie du liquide. Les mêmes précautions doivent être prises lorsqu'on administre le liquide par cuillerées.

Pour recueillir les selles ou les urines au lit, on se servira de vases spéciaux : bassin plat et urinal. Les pre-

miers doivent être en faïence ou en tôle émaillée. Les
seconds sont préférables en verre. Il est mauvais de garnir ces appareils de bourrelets en étoffe. On pourra chauffer le bassin dans l'eau chaude avant de l'employer pour
éviter une sensation désagréable de froid. Ces appareils
devront toujours être très propres. On les lavera chaque
fois qu'on s'en sera servi. Les déjections, matières et
urines ne devront jamais séjourner dans la chambre.
Dans les localités qui n'ont ni fosses d'aisances ni le tout
à l'égout, on les enterrera après les avoir arrosées d'eau
de chlore.

Lorsqu'on devra conserver les urines ou les matières
pour les montrer au médecin, il faudra les mettre dans
des vases spéciaux (un bocal en verre pour les urines).
Ces vases seront hermétiquement clos et placés dans les
cabinets d'aisances.

Pour relever le malade, c'est-à-dire pour le mettre dans
la *position couchée relevée*, on redresse un peu son dos
et on le cale avec des oreillers.

Pour l'asseoir complètement, on le prend sous le bassin
et on le relève dans le lit d'un mouvement rapide en lui
recommandant de se pencher un peu en avant pendant
ce mouvement. Cette position, qui convient aux conva-
lescents pour prendre leurs repas et pour lire, est aussi
celle que devront prendre ceux auxquels il est nécessaire
de faire un pansement à la partie supérieure du corps.

C'est également en prenant le malade sous le bassin
qu'on arrive à le soulever facilement dans son lit. Pour
peu qu'il puisse s'aider, le résultat est très facile à obtenir. Ne soulevez jamais le malade en le prenant sous
les bras ; vous lui feriez subir des tiraillements douloureux et inutiles.

CHAPITRE IV

Visites. — Alimentation et boissons des malades. — Tisanes.
— Administration des médicaments; potions, pilules, cachets, inhalations, injections, clystères, suppositoires, injections sous-cutanées, électrisation, massage.

Non seulement les visites que recevra le malade devront
être rares, mais elles seront aussi courtes que possible.
Ce sont pour lui des causes d'émotion et de fatigue; de
plus la présence prolongée de plusieurs personnes vicie
l'air de la chambre.

L'alimentation qu'il convient de donner au malade est
réglée par le médecin. L'infirmier doit se soumettre scrupuleusement aux ordres qu'il a reçus de ce dernier.
Lorsque, après une longue maladie, le convalescent est
tourmenté par la faim, sachez résister à ses supplications.
Votre complaisance pourrait amener une rechute, souvent plus grave que la maladie elle-même.

Lorsqu'il est permis au malade de manger, il faut
l'installer le plus commodément possible — bien l'asseoir sur son lit. — La *table à manger pour malade*
offre une grande commodité.

Pour ce qui est de calmer sa soif, sauf le cas où le
médecin l'aura absolument défendu, vous ne lui refuse-
rez jamais à boire. Le malade que brûle la fièvre éprouve
un vrai soulagement en buvant quelques gorgées d'eau

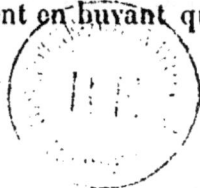

7

fraîche. Il n'est pas nécessaire que les boissons des malades soient toujours données chaudes. A notre avis, c'est même absolument inutile.

La tisane a une action médicinale en plus de sa propriété désaltérante.

Les médicaments vraiment actifs qui doivent être pris par la voie stomacale sont administrés sous forme de potion, de cachets, de pilules ou de gouttes.

La potion est composée par le pharmacien d'après la formule du médecin. Elle se prend par cuillerée à soupe ou à café, suivant la prescription du médecin. Cette prescription est transcrite par le pharmacien sur l'étiquette de la bouteille.

Les gouttes seront administrées aux heures indiquées par le médecin.

La potion est le principal mode d'administration des médicaments. On prescrit encore ces derniers sous forme de pilules et de cachets. — Certains malades ne peuvent avaler ni les pilules ni les cachets. Il faut alors en informer le médecin, qui modifiera la forme du remède.

Les médicaments sont surtout pris par la voie buccale. Cependant on peut les faire pénétrer dans l'organisme par d'autres voies : par le rectum avec les lavements, clystères ou injections rectales. L'usage de la seringue et du clysopompe se perd de plus en plus. Les deux appareils les plus recommandables sont, suivant le volume du lavement, le bock à injection et la poire en caoutchouc dite *poire anglaise*. — Poire ou bock seront munis d'une canule parfaitement lisse qu'on aura soin de vaseliner avant l'introduction. La canule sera soigneusement lavée chaque fois. Le bock sera placé environ à 60 centimètres au-dessus du malade. — Pour la poire anglaise, une fois qu'elle sera pleine, on la serrera un peu pour chasser l'air qui aurait pu s'introduire. Puis, lorsqu'elle sera en place, on la comprimera d'une manière lente et constante et on la retirera en continuant à la tenir pressée.

Pour les injections dans le canal urinaire et dans les oreilles, on se sert généralement de seringues particulières en verre.

Pour le nez, on emploie la douche nasale qu'on peut installer au moyen d'une bouteille et d'un sypho caoutchouc muni d'une canule nasale.

Les *lavements* et les *injections* servent à porter les substances médicamenteuses dans les régions où on les pratique ou à faire le lavage de ces régions.

Lorsque le lavement est destiné à faire le lavage de l'intestin, le malade sera tenu couché et le bassin sera placé au-dessous de lui.

L'administration du clystère réclame une certaine habitude et beaucoup de douceur. On a vu des blessures très douloureuses et même des perforations intestinales mortelles suivre une introduction maladroite de la canule. On devrait ne se servir, au lieu d'une canule rigide, que d'une sonde molle, que tout le monde peut manier sans danger.

Les *suppositoires* sont employés pour réveiller les fonctions de l'intestin paresseux. On emploie le suppositoire au savon blanc de Marseille pour les enfants. On emploie le suppositoire à la belladone, à l'onguent gris, pour porter sur la région du rectum et sur les organes voisins l'effet d'un médicament.

Le suppositoire a la forme d'un cône ou d'un ovule.

Avant de l'introduire, on l'enduira d'huile ou de vaseline. Il faut le pousser avec le doigt à environ dix centimètres dans le rectum pour qu'il ne soit pas expulsé.

Les *instillations* dans l'œil doivent se faire de préférence avec le compte-gouttes. — Le malade étant couché sur le dos et l'œil maintenu ouvert, on fait tomber le nombre de gouttes prescrit sur le globe de l'œil. Si l'œil se referme trop vite, il suffit que le malade le rouvre pour que le liquide y pénètre.

Pour instiller un liquide dans le conduit auditif, le patient appuiera sa tête sur le côté de l'oreille saine et restera ainsi pendant un certain temps après l'instillation. On mettra ensuite à l'entrée du conduit auditif un tampon d'ouate pour empêcher l'écoulement du liquide.

Les *inhalations* sont destinées à faire absorber les substances médicamenteuses par la muqueuse respiratoire et par le poumon.

Pour les substances très volatiles telles que l'éther, le chlorure d'éthyle, il suffit d'en imprégner un mouchoir qu'on place sous le nez du malade.

Pour les substances moins volatiles, on emploie les pulvérisateurs à main et les pulvérisateurs à vapeur. Tout le monde connaît le pulvérisateur à main ou vaporisateur. Le pulvérisateur à vapeur peut être remplacé dans la plupart des cas par un bol d'eau très chaude dans laquelle on met la substance. Le bol est recouvert d'un entonnoir renversé par le bout duquel le malade aspire la vapeur médicamenteuse.

Lorsqu'on fera des pulvérisations d'éther, il faudra veiller à ce qu'il n'y ait à proximité ni lampe à feu libre, ni foyer incandescent : les vapeurs d'éther s'enflamment avec une grande rapidité : on courrait le risque d'un accident très grave.

Les médicaments peuvent encore être administrés par la peau : méthode endermique.

Pour faire une *friction*, il faut bien laver au savon et ensuite à l'alcool ou l'éther la région sur laquelle la friction doit être faite. L'opérateur doit également se laver très soigneusement les mains.

Les régions de choix pour faire les frictions médicamenteuses sont celles où la peau est la plus fine : le pli du coude, l'aisselle, le pli du jarret, les aines.

En règle générale, l'*injection hypodermique* ne doit être pratiquée que par le médecin. Il est cependant tels cas où l'on est obligé de confier cette opération à l'infirmier.

Voici comment il faut procéder pour faire une injection hypodermique :

1° Monter l'aiguille sur le corps de pompe après l'avoir débarrassée du fil métallique qui lui sert de mandrin ;

2° Laver la seringue et l'aiguille en la remplissant d'une solution antiseptique préparée *ad hoc*. On chasse cette solution en faisant manœuvrer le piston plusieurs fois ;

3° Flamber l'aiguille à la flamme d'une lampe à alcool ;

4° Remplir la seringue du liquide à injecter ;

5° Chasser l'air qui peut être contenu dans la seringue en la tenant debout, l'aiguille en l'air et poussant doucement le piston jusqu'à ce qu'une goutte du liquide vienne sourdre à la pointe de l'aiguille ;

6° La seringue étant prête, on la pose de manière que son aiguille ne soit touchée par rien et on lave le point de la peau où l'injection doit être faite. On lavera à l'eau de savon d'abord, puis on achèvera le décapage au moyen d'un tampon d'ouate imbibé d'éther ;

7° Tenant la seringue de la main droite, on pince entre le pouce et l'index de la main gauche la peau de manière à lui faire faire un pli dans lequel on enfoncera l'aiguille perpendiculairement et jusqu'au talon ;

8° On pratique l'injection en poussant lentement le piston.

La petite enflure consécutive à la piqûre disparait rapidement.

Lorsque la piqûre est faite très rapidement et avec une aiguille bien aiguisée, elle est presque insensible.

Lorsque l'injection est poussée trop vite, elle est et demeure douloureuse.

On doit enfoncer l'aiguille jusqu'au talon de manière à être sûr d'avoir pénétré dans le tissu sous-cutané. Une injection faite superficiellement est fort douloureuse et peut amener de sérieuses inflammations du derme. Aussi doit-on choisir pour faire une injection sous-cutanée les régions les plus charnues. La région fessière est préférable dans tous les cas, car, pour qu'une injection hypodermique fasse son effet, il n'est nullement nécessaire qu'elle soit faite à l'endroit où la douleur se fait sentir ;

9° Lorsque l'injection est faite on retire vivement l'aiguille ;

S'il sortait quelques gouttelettes de sang, il suffirait de comprimer un moment avec un tampon d'ouate hydrophile ;

10° L'infirmier lavera la seringue avec la solution antiseptique (acide phénique à 5 % ou sublimé à 1 %). Il introduira le mandrin (fil d'argent) dans l'aiguille et remettra la seringue en place ;

L'électrisation et le *massage* devraient être également du ressort du médecin seulement. Mais ici, comme pour les injections hypodermiques, il est des circonstances où le médecin est obligé de se laisser suppléer par l'infirmier.

Nous ne pouvons vous faire ici un cours de massage et d'électrisation, mais nous poserons comme principe absolu que les premières séances seront toujours faites par le médecin qui montrera au secouriste ce qu'il attend de lui. Il fera exécuter les manœuvres devant lui et il ne délivrera le droit de le remplacer qu'après s'être assuré que ses instructions seront exactement suivies.

Nous croyons devoir vous dire que, sauf dans le cas où le médecin vous l'aurait expressément recommandé, vous ne devez jamais réveiller le malade pour lui administrer un médicament. Le repos, le sommeil surtout ont une action bienfaisante qu'on ne saurait trop respecter.

CHAPITRE V

Opérations qui sont du ressort exclusif de l'infirmier. — Thermomètre. — Compresses. — Badigeonnages. — Ventouses — Sinapismes. — Vésicatoires — Sangsues. — Bains. — Frictions humides. — Drap mouillé. — Applications humides locales.

Dans la plupart des maladies aiguës, il est très intéressant pour le médecin de se rendre compte de la marche de la fièvre pendant la journée. L'infirmier doit donc apprendre à se servir du *thermomètre*. Il apprendra aussi à compter les pulsations du pouls et le nombre de mouvements respiratoires.

Le pouls bat chez l'adulte en bonne santé de 60 à 80 fois par minute. On tâte le pouls en prenant le poignet entre le pouce et les quatre autres doigts dont les extrémités appuient sur la face interne du bras du côté du pouce. On appuie sur l'artère radiale.

Un adulte bien portant et au repos respire 18 à 20 fois par minute.

En appliquant ces données, on pourra se rendre compte des modifications qui peuvent se produire et en rendre compte au médecin.

La température des malades est indiquée par le thermomètre. — Les thermomètres médicaux sont gradués de 29° à 43°. Le thermomètre *à maxima* est pour ainsi dire le seul employé.

BULLETIN DE TEMPÉRATURE

DATES																			
R	P	T	m	s															
		42°																	
	180	41°																	
80	160	40°																	
70	140	39°																	
60	120	38°																	
50	100	37°																	
40	80	36°																	
30	60	35°																	

R. Mouvements respiratoires par minute.
P. Battements du pouls.
T. Température.

La température du malade se prend soit dans les cavités naturelles (bouche, anus), soit plus ordinairement sous l'aisselle.

On prend la température axillaire de la façon suivante: après avoir vérifié si le thermomètre a été secoué pour faire redescendre la colonne mercurielle, on le place dans le creux de l'aisselle, à même la peau, le réservoir du mercure bien dans le creux et ne dépassant pas en arrière. Le bras est ramené sur le devant de la poitrine et afin que la position ne soit pas trop fatigante, l'autre bras est ramené sur le premier de manière que la main saisisse et maintienne le coude du bras sous lequel est le thermomètre. Il est bon de laisser le thermomètre en place environ pendant dix minutes. Lorsqu'on enlève le thermomètre, on note la température et on secoue ensuite le thermomètre pour faire redescendre la colonne mercurielle.

La température prise au rectum est à peu près d'un degré supérieure à celle de l'aisselle.

Les diverses températures prises aux heures indiquées par le médecin sont marquées par des points sur la feuille de température. En réunissant ces points par une ligne continue on obtient la *Courbe de la fièvre*.

L'application des compresses est également utile aux malades et aux blessés.

Nous avons indiqué dans la première partie du manuel l'emploi de la compresse dans le pansement. Pour les malades, c'est surtout la compresse humide qui est en usage. Elle sera appliquée sur la partie indiquée, puis recouverte d'un taffetas imperméable et maintenue par une bande ou une serviette sèche assujettie par des épingles de sûreté pour empêcher le déplacement.

Le cataplasme n'est, en réalité, qu'une espèce de compresse humide que l'on applique et que l'on maintient en place de la même manière.

Les *badigeonnages* se divisent en badigeonnages sur la peau saine, sur les plaies et sur les muqueuses (nez, gorge).

Le badigeonnage à la teinture d'iode est le type du badigeonnage de la peau. Il doit toujours être fait avec un pinceau, jamais avec un tampon d'ouate, si l'on veut que la couche soit bien égale. On appliquera une, deux ou trois couches suivant l'indication du médecin. Celui-ci devra surveiller la peau et fera cesser les applications lorsque l'iode aura suffisamment agi.

Les badigeonnages ne se font généralement qu'une fois par jour (le soir).

Afin d'éviter qu'une partie de l'iode s'évapore en pure perte il est bon de recouvrir le badigeonnage d'une lame de taffetas gommé très fin, qu'on assujettit avec une bande.

Le collodion est également employé en badigeonnage. Il faut prendre garde d'approcher le collodion d'une flamme libre, car il s'enflamme très facilement.

Pour badigeonner la muqueuse buccale, on sèche d'abord la muqueuse avec un tampon d'ouate, puis on touche la partie malade avec un pinceau chargé du médicament. On fait tenir la bouche ouverte un moment après l'opération pour que la salive ne dissolve pas trop vite la substance appliquée.

Le badigeonnage de la gorge et des amygdales se fait à peu près de la même façon. On peut toutefois, pendant que d'une main on touche le point malade soit avec un pinceau, soit avec un tampon d'ouate, s'aider de

l'autre main qui, au moyen du dos d'une cuillère, maintiendra la langue abaissée. Chez les malades auxquels
cette opération est excessivement pénible et même quelquefois impossible, on diminuera la susceptibilité du
pharinx en les faisant se gargariser avec une solution
de bromure de potassium, 3o gr. pour 3oo gr. L'infirmier devra savoir se gargariser afin de pouvoir l'apprendre à ceux qui ne le savent pas.

Pour introduire profondément une substance fluide ou
molle dans *les fosses nasales*, il faut, le malade tenant
la tête droite, introduire bien horizontalement et à quatre
ou cinq centimètres de profondeur un pinceau chargé
de la pommade ou du liquide à introduire. On incline
alors légèrement le manche du pinceau de manière qu'il
appuie doucement à l'intérieur du nez et on retire en
ordonnant au malade de renifler. Cette manœuvre doit
s'exécuter rapidement pour ne pas provoquer l'éternument.

Les *ventouses* sont de petites cloches en verre qu'on
applique sur la peau après avoir fait le vide à l'intérieur.

Pour appliquer une ventouse, on y allume un peu de
papier ou d'étoupe. La chaleur raréfie l'air contenu dans
la cloche et son ouverture étant mise immédiatement en
contact exact avec la peau, la portion des téguments
ainsi soustraite à la pression atmosphérique remonte
dans la cloche comme sous l'influence d'une succion.

Appliquée sur une plaie ou sur un foyer purulent, la
ventouse joue le rôle de pompe aspirante et les liquides
s'épanchent dans le récipient.

Pour enlever la ventouse, il suffit de déprimer la peau

avec le doigt sur un point quelconque de la circonférence de la ventouse.

On dit *ventouse sèche* ou ventouse *scarifiée* suivant qu'on l'applique sur la peau ne présentant aucune solution de continuité ou sur une partie déjà scarifiée.

L'application du *cataplasme sinapisé* ou des *sinapismes* a pour but, comme la ventouse, de faire un appel de sang à la surface. Le sinapisme ne doit pas être laissé longtemps en place. Il faut l'enlever dès que le malade se plaint ou dès qu'on s'aperçoit que la peau est devenue d'un rose vif.

On provoque encore la dérivation d'un état inflammatoire par la vésication de la peau. On obtient les cloques de l'épiderme au moyen de *vésicatoires* ou de *mouches de Milan*. On maintient ces emplâtres en place en mettant par-dessus deux bandelettes de diachylon en croix dépassant de deux centimètres de chaque côté. La vésication est produite au bout de huit à dix heures.

Pour enlever le vésicatoire, on le prend par un coin et on le retire en appuyant un doigt près du bord qu'on soulève et en dirigeant la main comme si on voulait rouler le vésicatoire sur sa face libre. On évite ainsi de déchirer la peau. Les cloques sont ensuite vidées en faisant avec des ciseaux une incision en croix. Le liquide étant écoulé, on recouvre la surface d'une couche d'ouate propre qu'on fixe avec une bande et qui se détache lorsque la cloque est séchée.

Les *sangsues* sont employées pour opérer des émissions sanguines locales. Elles agissent comme les ventouses scarifiées, mais plus activement.

Pour placer une sangsue, on la met dans un verre à liqueur et on appuie fortement l'ouverture du verre sur la peau qu'on a préalablement lavée. On laisse la sangsue sucer jusqu'à ce qu'elle tombe. Si la petite plaie, continue à saigner, on applique dessus une petite rondelle d'amadou.

Les *bains* se divisent en plusieurs catégories.
1° Grands bains ou bains complets ;
2° Demi-bains (jusqu'au nombril) ;
3° Bains de siège (baignoire spéciale) ;
4° Bains de pieds ;
5° Bains de bras ;
6° Bains de mains.

Les bains peuvent être chauds, tièdes ou froids. On mesure la température par le thermomètre de bains.

Bains très chauds — 38° à 40°.

Ils ne doivent jamais être employés que sur prescription du médecin. Il faut avoir soin de mettre une compresse d'eau froide sur la tête du patient.

Bains tièdes —32 à 35°.

La durée du bain tiède peut-être de 20 à 30 minutes.

Bains froids — peuvent être amenés à 18°.

Les bains très chauds et les bains très froids ne doivent pas durer plus de cinq minutes.

Pour mettre le malade au bain et pour l'en sortir, le meilleur procédé est celui que nous avons indiqué pour le transport des blessés et des malades. Pour plus de facilité, on tend au-dessus de la baignoire un drap sur lequel le porteur dépose le patient pendant que des aides maintiennent les angles du drap. On peut ainsi facilement descendre le malade dans la baignoire et le remonter.

On ne doit jamais perdre de vue le malade qui est au
bain ; on profite de ce moment pour refaire son lit.

Au sortir du bain, le malade sera essuyé en commen-
çant par le haut du corps. Il est bon de lui donner un
peu de bouillon ou de bon vin.

Le sommeil et le calme qui succèdent généralement au
bain doivent être l'objet des plus grands égards. L'infirmier veillera à ce que rien ni personne ne vienne les
troubler.

La *douche* en jet ou en pluie réclame une installation
spéciale. La douche dans la chambre est une simple
aspersion qui se fait au moyen d'un seau d'eau qu'on
projette sur le malade placé debout ou assis soit dans un
grand baquet, soit dans une baignoire. Le séchage et la
remise au lit se feront comme pour le bain.

Les *frictions humides* se font en enveloppant le
patient, qui se tient debout, dans un drap humide et en
frictionnant vigoureusement tout le corps par-dessus ce
drap mouillé. Le séchage se fait en enveloppant le sujet
dans un drap sec en tissu un peu rugueux.

Pour faire l'*enveloppement* dans un drap humide, on
étend sur le lit une épaisse couverture de laine ; par-dessus on place le drap mouillé qu'on a fortement tordu. Le
malade se couche sur le drap et on l'en enveloppe complètement.

En faisant cet enveloppement, on ménagera trois plis
de manière que les bras soient séparés du tronc et les
jambes isolées l'une de l'autre par l'interposition de l'un
de ces plis. Le patient est ensuite couvert avec une, deux
ou trois couvertures de laine.

Si l'on se propose simplement d'abaisser la température, l'enveloppement ne sera que de quatre à cinq minutes; si l'on veut obtenir la transpiration on le fera durer plus longtemps.

La friction sèche est de règle après l'application du drap mouillé.

En parlant de la compresse, nous avons indiqué la façon de faire les applications humides. Dans nombre de cas, les *applications humides locales* sont prescrites et donnent les meilleurs résultats. (*Compresse humide froide dans le rhumatisme articulaire aigu; — Maillot humide froid dans la pneumonie, broncho-pneumonie.*)

Voici comment on doit faire pour appliquer le maillot froid :

Une bande de taffetas imperméable de la hauteur de la poitrine (depuis les basses côtes jusqu'à l'aisselle) et dont la largeur est de une fois et demie le tour du corps est étendue sur une table. Sur cette bande, on dispose une couche d'ouate de même longueur et de même largeur. Sur cette ouate est appliquée la compresse humide qu'on a préalablement bien essorée pour éviter au malade l'impression désagréable du ruissellement de l'eau le long du corps.

La compresse humide est disposée de manière à ce que l'ouate et le taffetas la dépassent de quelques centimètres sur ses deux bords et de dix centimètres à peu près à chacun de ses bouts. Cette compresse doit faire exactement le tour de la poitrine.

Le malade est alors assis sur son lit. On le débarrasse de sa chemise; on lui fait tenir les bras élevés au-dessus de la tête. On apporte alors le maillot en le tenant par

les deux angles supérieurs et on enveloppe rapidement le
malade en mettant la compresse mouillée sur la peau et
en faisant croiser les deux bouts sur le devant de la poitrine. On peut fixer le maillot avec deux ou trois épingles
de sûreté ; on fait coucher le malade et on le recouvre
d'une ou deux couvertures de laine.

Le renouvellement du maillot doit se faire toutes les
deux heures.

Le *chaud* et le *froid* s'obtiennent au moyen de compresses humides chaudes ou froides. Mais ce n'est pas
toujours suffisant.

Froid. — L'application d'un sac en caoutchouc ou
d'une vessie remplie de glace concassée est d'un usage
courant. Lorsqu'on se sert de la vessie, il ne faut pas la
remplir complètement de manière qu'elle puisse s'étaler
sur la région et s'y mieux maintenir. On donne aux
sacs à glace en caoutchouc diverses formes qui leur permettent de s'adapter suivant les cas différents.

Il faut avoir grand soin de mettre une flanelle pliée
en double entre l'appareil à glace et la peau. L'application directe du sac de glace sur la peau serait très douloureuse et pourrait même déterminer les mêmes accidents qu'une brûlure.

Chaleur. — Les cataplasmes conservent plus longtemps la chaleur que la simple compresse humide. Un
cataplasme recouvert d'une couche d'ouate et d'une
lame de taffetas gommé garde sa chaleur pendant plus
de deux heures.

Avant d'appliquer un cataplasme, on doit toujours
s'assurer qu'il n'est pas chaud au point de produire une
brûlure.

8

En frictionnant la place du cataplasme avec de l'huile ou de la vaseline, on préservera la peau des tiraillements douloureux qui sont souvent la conséquence des applications humides chaudes prolongées.

CHAPITRE VI

Les maladies aiguës. — Maladies contagieuses. — Épidémies.
— Désinfection. — Les maladies chroniques : paralysés,
aliénés.

A part les soins généraux que réclament toutes les
maladies, il est quelques particularités de l'importance
desquelles l'infirmier doit pouvoir se rendre compte soit
pour régler sa conduite au moment où elles se présentent, soit pour renseigner exactement le médecin.

Au cours d'une maladie grave, il peut, comme dans la
fièvre typhoïde, se produire du *collapsus*, c'est-à-dire
un état de grande faiblesse avec refroidissement des
extrémités, du nez et des oreilles, mais sans que le
thermomètre indique une diminution de fièvre. Cet état
peut amener une syncope mortelle.

L'infirmier devra immédiatement administrer un
stimulant (café, thé, grog chaud, vin d'Espagne) et
réchauffer son malade par l'application de bouillottes
ou de briques chaudes.

Si cet état est suivi de selles sanglantes, on les gardera
pour les faire voir au médecin.

Parmi les autres accidents sur lesquels l'infirmier doit
porter son attention nous signalerons le *muguet*.

Les *crachats* décèlent la pneumonie lorsqu'ils prennent l'aspect sanguinolent (jus de pruneaux).

Les écoulements des oreilles qui s'observent dans la

rougeole peuvent avoir de graves conséquences s'ils ne
sont pas pris en considération.

Il faut surveiller les gonflements et les douleurs de la
région maxillaire ainsi que les rougeurs, les inflammations, les gonflements divers qui peuvent survenir à
n'importe quelle région. Ces divers symptômes sont souvent le début d'un abcès.

Enfin les escharres demandent des soins particuliers.
On les lavera avec une solution de vin aromatique et on
saupoudrera la plaie avec de la poudre de quinquina
gris. On tâchera de diminuer leur extension et de combattre la douleur en modifiant le décubitus du malade,
en le faisant reposer sur un coussin à eau.

Il ne faut pas refuser d'obtempérer à certains désirs
du malade qui a la fièvre. Au moment où le frisson le
fait trembler, on le couvrira davantage. De même, lorsqu'il se plaint d'une sensation de chaleur exagérée il ne
faut pas refuser de le découvrir un peu, de lui faire des
applications fraîches sur le front et sur les poignets et
d'aérer la chambre.

Après une transpiration abondante, le malade éprouve
un état de malaise à rester dans le linge humide. On lui
donnera un véritable bien-être en le changeant de chemise et même de lit.

Lorsque le malade est en proie au *délire*, l'infirmier
ne doit cesser de le surveiller de très près. Il est bon de
le rappeler à lui de temps en temps en l'interpellant à
haute voix. Des délirants qui cherchent à sortir de leur
lit déploient le plus souvent une vigueur excessive qui demande qu'on les maintienne de force et qui oblige même
à les ligotter. Dans ce cas, on appliquera les liens à
plat et sans plis; on évitera ainsi qu'en se débattant le
malade se fasse des écorchures.

Un seul infirmier ne suffit pas pour soigner et surveiller un malade atteint de délire avec grande agitation
ou de délire maniaque.

La convalescence de toute maladie sérieuse demande à
être entourée de précautions et soignée d'une manière
toute particulière. Toute fatigue, tout mouvement brusque, toute émotion, tout écart du régime prescrit doivent être évités.

Lorsque vous serez appelé à donner votre dévoûment
dans les maladies contagieuses ou dans les épidémies,
pensez que vous êtes à un poste d'honneur au même titre
que le soldat dans la bataille. Bien qu'il soit obscur, ce
courage quotidien du médecin et de l'infirmier n'en est
pas moins héroïque.

Si vous devez faire face au danger, vous ne devez pas
négliger de prendre toutes les précautions qui vous permettront de vous y soustraire.

L'infirmier doit être d'une méticuleuse propreté. Les
objets qui lui auront servi à faire un pansement, un badigeonnage, un nettoyage quelconque, s'ils ne sont pas
brûlés, devront être mis aussitôt à tremper dans une
solution antiseptique (solution d'acide phénique à 3 %,
qu'on changera fréquemment).

Vous éviterez la respiration du malade. Ses déjections
seront désinfectées chaque fois par le chlorure de chaux
ou le sulfate de fer. Les vases, bassins, tasses, cuillères
seront rigoureusement lavés et rincés toutes les fois
qu'on s'en servira.

L'infirmier devra se nourrir très substantiellement; le
vin, le café et le thé lui sont indispensables. *Il ne devra
pas rester longtemps à jeun.*

Après une maladie contagieuse, ou en temps

d'épidémie, il est de règle de désinfecter la chambre du malade, sa literie et les objets qui lui ont servi.

A la campagne, et dans les localités qui n'ont pas, comme les grandes villes, un service de désinfection, nous conseillons le procédé suivant.

Dans la chambre, mettez sur un réchaud de charbon bien allumé deux ou trois canons de soufre. Après avoir tout disposé pour que rien ne puisse prendre feu, fermez hermétiquement la pièce et laissez passer vingt-quatre heures avant de venir la rouvrir.

La plupart des soins que nous indiquons pour les maladies aiguës s'appliquent aussi aux maladies chroniques et aux paralysés.

Cette seconde classe de malades, si elle ne réclame pas de la part de l'infirmier une activité aussi grande, exige une bien plus forte dose de patience.

Vous devez veiller à ce que le malade chronique soit toujours très propre.

Ici votre action morale devient prépondérante. Souvenez-vous que le plus grand soulagement aux misères du malade chronique, c'est l'illusion de guérir, dont vous bercerez sa lente agonie.

Les *aliénés* demandent les mêmes soins que les *délirants*. Vous devez les maintenir dans l'impossibilité de nuire à eux-mêmes et à leur entourage. L'aliéné qui devient dangereux doit être placé dans un établissement spécial.

CHAPITRE VII

Soins à donner aux accouchées et aux nouveau-nés.

Dans les campagnes, dans les lieux isolés et même dans les villes, il arrive qu'une femme accouche sans avoir eu le temps de recourir à une sage-femme ou à un médecin. Il est bon que ceux qui sont auprès de l'accouchée possèdent quelques notions des soins qu'ils doivent donner à la mère et à l'enfant.

Disons d'abord que, pendant les douleurs de l'enfantement, il ne faut donner à la femme ni liqueur, ni vin pur. Un peu d'eau sucrée, quelques gorgées de café noir suffisent.

Le seul cas où vous pourrez agir par vous-même est celui de l'accouchement simple, et votre rôle ne commence guère que lorsque l'enfant est déjà expulsé.

SOINS A L'ENFANT

1° *L'enfant est bien portant.* — Vous vous assurerez d'abord si l'enfant respire bien. Vous prendrez entre le pouce et l'index de la main gauche le cordon à environ cinq centimètres du nombril. Avec les deux mêmes doigts de la main droite placés au-dessous de ceux-ci, vous exercez une compression du cordon en les faisant glisser vers le nombril. Puis au moyen d'un fil ciré, vous étranglez solidement le cordon à quatre ou cinq centimètres du nombril en ayant soin d'arrêter le fil par un double nœud. A deux centimètres de cette ligature, on en pratique une seconde de la même manière et on coupe le cordon d'un coup de ciseaux entre les deux ligatures.

L'enfant étant séparé de la mère, on le prendra des deux mains en le soutenant par-dessous les épaules et par-dessous les fesses. On l'enveloppera d'une serviette en attendant de lui faire son lavage.

Si l'enfant n'est sali que par du sang et des mucosités, on le lavera avec de l'eau tiède et une éponge ; s'il se présente couvert d'une sorte de couche crémeuse, on le nettoiera avec de l'huile. Faites ce premier nettoyage avec soin, mais le plus vite possible.

Après le nettoiement, vous panserez le cordon au moyen d'un linge fin découpé en forme de T que vous placerez au-dessous de l'ombilic et avec lequel vous envelopperez le cordon. Un bourdonnet d'ouate, une compresse et un petit bandage de corps en flanelle achèvent le pansement.

L'enfant est habillé, couché chaudement, en ayant soin de le placer sur le côté droit.

2° *L'enfant naît asphyxié.* — L'enfant qui vient au monde en état de mort apparente est ou très pâle, ou d'un rouge violacé.

La première forme est la plus dangereuse. Dans le cas où l'enfant serait congestionné, on ne doit pas lier immédiatement le cordon, mais il faut laisser se faire un écoulement de sang de 20 à 40 grammes avant de faire la ligature.

Dans les deux cas on cherchera à le rappeler à la vie :

En le balançant devant une fenêtre ouverte ;

En l'aspergeant d'eau froide ;

En le plongeant dans un bain chaud ;

En alternant une immersion dans l'eau froide et dans l'eau chaude ;

En le fustigeant avec la main ou avec un linge mouillé ;

En le frictionnant un peu rudement devant la poitrine ;

Enfin en pratiquant les tractions rythmées de la langue, comme pour les asphyxiés ordinaires.

L'enfant étant revenu à la vie, vous terminerez comme dans le premier cas.

En toutes circonstances, pendant les premiers jours, ne donnez que du lait coupé par moitié d'eau bouillie.

SOINS A LA MÈRE

Quinze minutes après l'expulsion de l'enfant, si le délivre n'est pas encore venu, on peut tenter d'opérer la délivrance.

Après s'être assuré que la matrice se présente sous la main placée au-dessous du nombril comme une grosse boule dure qu'on reconnaît très bien en déprimant un peu la peau du ventre avec les doigts, on saisit le cordon en l'enroulant autour de l'index et du médius de la main droite et en le pinçant entre le pouce et l'index. Ainsi maintenu, le cordon ne peut pas glisser et on peut alors exercer sur lui les tractions nécessaires pour achever de décoller et d'extraire le placenta.

Il faut tirer le plus par en bas possible, doucement et d'une manière continue.

Le délivre étant amené à la vulve, on le prend des deux mains et on l'extrait lentement en le roulant plusieurs fois sur lui-même pour achever de le décoller.

Le placenta sera mis de côté pour être montré à la sage-femme ou au médecin qui pourront être appelés ensuite.

La délivrance étant terminée, la femme sera laissée quelques instants en repos. On procédera ensuite à sa toilette, au changement de linge et on installera une alèze au-dessous du siège. — Il est très bon de garnir l'accouchée avec un gros tampon d'ouate hydrophile. — La précaution de comprimer le ventre avec un bandage de corps fortement serré ne doit jamais être négligée.

Nous ne conseillons pas de donner la première injection avant les vingt-quatre heures qui suivent l'accouchement.

L'accouchée peut dormir après sa première toilette, mais on doit surveiller son sommeil.

Telle doit être votre conduite lorsque vous êtes dans la nécessité de venir en aide dans un accouchement. En aucun cas vous ne devez dépasser ces indications.

Les hémorrhagies consécutives aux accouchements ont été traitées dans la première partie du manuel — chap. X.

Vous donnerez aussi à l'accouchée en cas de syncope les soins d'urgence que nous avons déjà indiqués.

CHAPITRE VIII

Corps étrangers du nez, des oreilles et des yeux.

Ce chapitre appartient aussi bien au sauveteur qu'à l'infirmier.

Corps étrangers du nez. — Ce sont généralement de petits cailloux, des boutons, des haricots. Cet accident est assez fréquent chez les enfants.

Faites priser une pincée de tabac à priser, puis appuyez le doigt sur la narine libre afin de la fermer. Il arrive souvent que le premier éternument provoqué par le tabac chasse le corps étranger.

Si cet essai reste infructueux, vous pouvez avec une baleine ou une baguette flexible à bout, moussé, refouler le corps étranger d'avant en arrière pour le faire tomber dans l'arrière-bouche.

Corps étrangers dans l'oreille. — Les causes et les circonstances sont généralement les mêmes que dans le cas précédent.

On peut essayer d'extraire le corps au moyen d'une petite curette ou d'un crochet à broder qu'on engage entre le conduit auditif et le corps étranger, qu'on dégage par un mouvement de bascule.

On peut encore enduire le bout d'une baguette de colle forte. On enfonce la baguette de manière à mettre la colle en contact avec le corps étranger et au bout d'un quart de minute, on retire la baguette à laquelle le corps étranger adhère.

Corps étrangers dans l'œil. — Les poussières, les petits insectes, des corps étrangers de toute espèce peuvent s'engager entre la paupière et le globe de l'œil.

On en débarrasse le patient en passant entre l'œil et la paupière un corps lisse : une baguette en os, une bague, un morceau de papier roulé de la grosseur d'une allumette.

On peut encore renverser la paupière et exercer sur le globe de l'œil une friction légère et rapide soit avec un pinceau, soit avec un corps mousse.

Il peut arriver encore que le corps se soit implanté dans le globe de l'œil. Il faut alors l'en arracher avec une petite curette à bords mousses.

Il peut enfin se faire que ce corps étranger implanté dans le globe de l'œil soit une limaille de fer ; on peut alors recourir à un aimant pour le faire sortir du point où il s'est fixé.

Si vous ne réussissez pas à soulager le patient, vous devez, en attendant le médecin, immobiliser l'œil en appliquant sur l'organe une compresse humide maintenue en place par un léger bandeau.

Que le corps étranger soit engagé dans l'œil, dans nez ou dans l'oreille, il faut toujours prendre ces accidents au sérieux et ne pas se mettre trop en retard pour appeler un médecin. Les corps étrangers de l'oreille, pour ne parler que de ceux-là, peuvent avoir la méningite comme conséquence.

CHAPITRE IX

Boissons des malades : tisanes, infusions, décoctions, macération, bouillons. — Cataplasmes. — Bains.

Les boissons destinées aux malades sont désignées sous la dénomination générale de **Tisanes**.

La tisane peut être un simple mélange une *dilution*. La tisane vineuse se fait avec du vin coupé d'eau sucrée ou non sucrée.

L'*infusion* s'obtient soit en versant un liquide bouillant sur la substance à infuser, comme pour le thé, soit en jetant la substance à infuser dans un liquide bouillant qu'on retire aussitôt du feu et qu'on couvre. Lorsque le liquide s'est mis en équilibre avec l'atmosphère ambiante, l'infusion est faite.

On obtient une *décoction* en faisant bouillir longtemps (20 à 25 minutes) la substance médicamenteuse. Sa valeur en principes aromatiques est généralement inférieure à celle de l'infusion.

On fait une *macération* d'une substance médicinale en la soumettant pendant un temps plus ou moins long à l'action d'un liquide sans élévation de température.

Cependant il est des macérations dont le premier temps se fait à chaud. Telle la préparation suivante :

Poudre de digitale...................... 0,20 cent.
Eau bouillante........................ 200 gr.

Faites infuser et macérer douze heures, décantez et sucrez.

Les *solutions* ou *dissolutions*.

Exemple :

Lactose..	40 gr.
Eau pure..	1 litre.

Faire dissoudre et filtrer.

Les diverses tisanes sont prescrites par le médecin suivant le besoin du malade.

Parmi les tisanes d'usage courant, nous indiquerons la tisane d'atelier de Raspail.

. En voici la formule :

Eau	1 litre
Racine concassée de réglisse.................	4 gr.
Vinaigre...	4 gr.
Eau-de-vie..	10 gr.

Faites bouillir la régli sse dans l'eau ; mêlez-y ensuite les autres substances, filtrez sur un entonnoir bouché avec un bouquet de lavande ou de mélisse. — A boire froide.

Tisane contre les états de fatigue, insolation, refroidissement léger.

Suc de deux citrons.
4 cuill. à café, sucre en poudre.
Eau chaude, un grand verre.

Boire aussi chaud que possible. Se coucher aussitôt et se tenir chaudement. La transpiration survient une demi-heure après. Laisser passer cette poussée et se lever.

Tisane de gentiane. Influenza, période d'épidémie.

20 grammes de Racine de Gentiane. Concassée.

Laisser macérer deux heures dans une carafe d'eau.

A boire aux repas coupée de vin et en dehors des repas.

En outre des tisanes, des eaux minérales pures ou teintées de vin, on prescrit aux malades le bouillon et le lait. Il arrive souvent que le malade se montre récalcitrant et refuse d'une manière absolue ces deux aliments, surtout le lait. On peut combattre cette répulsion en parfumant ce dernier avec quelques gouttes de café, de thé ou de chocolat à l'eau. On peut encore le couper avec du bouillon ou du bouillon aux herbes.

On prépare le bouillon aux herbes en faisant décocter pendant cinq à six minutes une poignée d'oseille ou de laitue, une pincée de cerfeuil, une ciboule, une cuillerée à café de beurre et une pincée de sel dans un litre d'eau.

Un bouillon bien accepté par les malades est le suivant : on garnit un pot au feu de tous les légumes ordinairement employés pour faire le bouillon gras : carottes, navets, poireaux, etc., avec la quantité habituelle d'eau et de sel. On fait ensuite avec un linge fin, très propre, un nouet d'une poignée d'orge ou d'avoine mondés qui est mis en lieu et place de la viande. Après une ébullition lente de deux heures, on retire le nouet en l'exprimant un peu pour teinter le liquide.

CATAPLASMES. — Les cataplasmes, avons-nous dit sont, comme les compresses humides, employés pour l'application prolongée du froid et du chaud et pour produire une révulsion.

Lorsqu'on incorpore au cataplasme une substance médicamenteuse, cette application humide et chaude augmente la perméabilité de la peau et lui permet de se laisser traverser par le médicament qui pénètre ainsi dans l'économie.

On prépare les cataplasmes avec de la farine de lin,

des fécules, de la mie de pain avec de l'eau et quelquefois avec du lait.

On porte à l'ébullition la valeur d'un demi-litre à trois quarts de litre d'eau dans une casserole et on verse dans cette eau bouillante de la farine de lin en quantité suffisante pour obtenir une pâtée visqueuse. Lorsque cette bouillie est prête, on la verse sur le milieu d'une mousseline ou d'un linge très fin de manière qu'elle occupe le tiers central de la surface, les deux autres tiers du linge sont rabattus de manière à se recouvrir par leurs bords ; on rabat, de même, l'une sur l'autre les deux extrémités du linge ; on égalisera la masse avec le doigt de manière à lui donner la forme d'un gâteau carré.

La face sur laquelle le linge n'est que sur une seule épaisseur est appliquée sur la peau. On s'assure de la température en appliquant le dos de la main sur cette face du cataplasme.

On laissera le cataplasme en place pendant une demi-heure environ. — En le recouvrant d'ouate et d'un tissu imperméable, on lui conserve sa chaleur plus longtemps.

Raspail conseille, pour donner au cataplasme des propriétés émollientes, de verser dans la masse, une fois qu'on l'a retirée du feu, une cuillerée à café d'huile camphrée et d'arroser la face qui doit être appliquée avec de l'eau sédative.

La formule de son cataplasme alactique est la suivante :

Faites bouillir quelques minutes dans un demi-litre d'eau une bonne poignée de sel marin, plusieurs feuilles de laurier sauce, deux grammes d'aloès en poudre et délayez la farine de lin en quantité suffisante. Après avoir étendu la pâte de manière à lui donner les dimen-

CATAPLASMES 129

sions voulues, arrosez abondamment d'eau sédative la place qui doit être appliquée sur la peau. — Mettez le cataplasme aussi chaud que le malade pourra le supporter et enlevez-le au bout d'une demi-heure.

On rendra ce cataplasme *vermifuge* en y ajoutant 30 grammes d'*assa fœtida* en poudre et trois gousses d'ail broyées.

En outre des propriétés que lui attribue Raspail, ce cataplasme est révulsif et antispasmodique.

Le cataplasme *sinapisé* se prépare de la même façon que le cataplasme simple, mais avant de verser la bouillie de farine de lin sur le linge, on étend sur celui-ci une forte couche de farine de moutarde. Il est bon d'attendre que la farine de lin soit devenue tiède avant de la verser sur la farine de moutarde.

Le cataplasme sinapisé peut encore se préparer de la façon suivante :

Prenez une bande de tarlatane de 10 centimètres plus large et quatre fois plus longue que la région sur laquelle vous devez agir. Pliez d'abord cette bande en deux sur sa longueur. Faites un nouveau pli sur la bande ainsi doublée. Recouvrez une des faces d'une couche de farine de moutarde en laissant cinq centimètres de tissu en haut et en bas. Rabattez l'autre face du pli. Mouillez avec une éponge imbibée d'eau froide, rabattez les bords libres pour empêcher la farine de sortir de la gaze et appliquez la face qui n'a pas de plis.

BAINS MÉDICINAUX. — Nous avons indiqué la manière de faire prendre des bains aux malades. Nous les avons divisés en bains généraux et locaux, bains froids, bains tièdes, et bains chauds.

Pour les bains *médicinaux*, les doses indiquées ci-après se rapportent aux bains d'adultes. On emploiera le

9

quart ou la moitié pour les enfants suivant leur âge. Pour les bains locaux : pieds, jambes, mains, bras, on emploie généralement le quart de la dose.

1° *Bains de sels ou d'Eaux mères.* — Un à trois kilos de sel gris ou la quantité correspondante d'eau mère(sels de sierck, salies de Béarn). Ces bains peuvent être utilisés deux ou trois fois.

2° *Bains de boue.* — La quantité de boue artificielle pour un grand bain varie de 25 à 50 kilos (5 à 10 k. pour les bains locaux).

On se sert encore des boues artificielles en applications. Pour cela on met la boue sèche dans un sac matelassé de la grandeur de la région qui doit être recouverte. On le trempe dans l'eau bouillante et on le laisse égoutter avant de l'appliquer. L'immersion dans l'eau bouillante se fait toutes les deux heures.

3° *Bains ferrugineux.* — Se préparent en faisant dissoudre 60 à 100 grammes de boules d'iodure de fer.

4° *Bains de sublimé.* — Les bains de sublimé ne doivent jamais être pris dans une baignoire en métal. On se sert de baignoires en bois.

5° Le *bain d'alun* n'est employé qu'en bain de siège (20 gr. d'alun brut).

6° *Bains sulfureux ou de Barèges,* 50 à 100 gr. de soufre. Prendre ces bains dans une pièce qui ne contienne pas de cadres dorés ni de pendule. Éviter de garder une montre dans la cabine.

7° *Bains aromatiques.* — Se préparent en versant sur un nouet rempli d'espèces aromatiques (1 kilog.) dix à 15 litres d'eau bouillante, qu'on laisse infuser et qu'on verse ensuite dans la baignoire. Les bains de Pennès, les bains Dermis sont des bains aromatiques salins.

8° *Bains de camomille.* — Très bons pour les enfants. Faire décocter 250 à 500 grammes de fleurs de camomille et verser cette décoction filtrée dans la baignoire.

9° *Bains d'extrait d'aiguilles de Pin.* — Les flacons contenant ces extraits indiquent la manière de les employer.

10° *Bains de Malt.* — Très employés en Allemagne, surtout pour les enfants. Faire bouillir 2 kilos de malt broyé et séché dans 10 litres d'eau. Filtrer et incorporer au bain.

On peut encore mettre dans le bain un ou deux litres de moût de bière.

11° *Bains gazeux (acide carbonique).* — Baignoire en bois.

Acide chlorhydrique...................... 1 kilog.
Soude ou potasse........................ 1 kilog.

12° *Bains de moutarde* — 100 à 150 grammes de farine de moutarde pour un bain *tiède.*

13° *Bains d'amidon.* — 500 grammes d'amidon.

14° *Bains alcalins.* — 250 grammes de carbonate de soude.

15° *Bain sédatif de Raspail* — 1 kilog. de sel marin, 200 grammes d'ammoniaque, 100 grammes d'alcool camphré.

16° *Bains de vapeur.* — Les bains de vapeur exigent une installation spéciale. On trouve toutefois dans le commerce des appareils portatifs qui permettent de prendre le bain de vapeur à domicile.

17° Il est facile d'installer chez soi et à peu de frais le *bain d'air chaud.*

Pour les bains locaux, l'ingénieux appareil du docteur Cahier, médecin principal à l'hôpital militaire de

Marseille, remplit toutes les conditions désirables. Il
consiste en un caisson de bois muni de trois ouvertures.
Par l'une d'elles, on introduit le membre qui doit être
surchauffé. Les deux autres servent à faire passer un
tuyau qui recouvre un réchaud de charbon allumé. Ce
tuyau est disposé de telle façon que le membre du malade
ne peut pas le toucher. La température peut atteindre
dans la boîte 70° sans que le malade soit incommodé.

Un second moyen applicable à domicile permet de
donner le bain d'air chaud (vapeur sèche) complet. On
dispose dans un caisson dont l'une des parois latérales a
été enlevée et dont la planche supérieure est percée de
trous, une lampe à alcool allumée. Sur le caisson comme
sur une plate-forme, on installe une chaise sur laquelle
on assied le malade. On enveloppe le patient de couvertures de laine se rejoignant autour de son cou et s'éta-
lant autour de lui comme une tente ronde. Au bout de
vingt minutes, le malade sue abondamment, surtout si
l'on a soin de lui faire boire de temps en temps un verre
d'eau fraîche.

CHAPITRE X

Remèdes des Champs.

1º Amers.

Colombo.
Gentiane.
Houblon.
Karg.

Orange amère.
Petite Centaurée.
Poivre.
Quassia.

2º Antiseptiques.

Arnica.
Cerfeuil.
Ecorce de chêne.
Feuille de noyer.
Hysope.
Joubarde.
Lavande.

Menthe.
Myrthe.
Romarin.
Rose de Provins.
Thym.
Sauge.

3º Antispasmodiques.

Assa fœtida.
Feuille d'oranger.
Tilleul.

Valériane.
Verveine.

4º Aromatiques.

Absinthe.
Camomille (fleurs)
Hysope.
Menthe.
Origan.

Romarin.
Sauge.
Serpolet.
Thym.

5° Béchiques.

Bouillon blanc.
Bourgeons de sapin.
Capillaire.
Coquelicot (fleurs).
Guimauve.
Pariétaire.
Pavot blanc (capsules).
Pied de Chat.
Scolopendre.

Tilleul.
Herbe aux chantres.
Hysope.
Lierre terrestre.
Maroube.
Tussilage.
Véronique.
Violette.

6° Dépuratifs.

Bardane.
Cochléaria.
Cresson.
Douce-amère.
Fumeterre.
Pariétaire.

Pensées sauvages.
Sassafras (racine).
Squine (racine).
Salsepareille.
Saponaire.

7° Diurétiques.

Ache (racine).
Asperge (racine).
Bouillon blanc.
Bourgeons de sapin.
Bourrache.
Chicorée sauvage.

Digitale (dangereux).
Fenouil (racine).
Genièvre.
Persil (racine)
Petit Houx (racine).

8° Emollients.

Bouillon blanc.
Figues (cuites).
Mauve.

Graine de lin.
Guimauve.
Pariétaire.

9° Emménagogues (emploi toujours dangereux).

Absinthe.
Ache.
Armoise.
Gui.

Persil.
Rue.
Sabine.
Safran.

10° Laxatifs et Purgatifs.

Aloès.
Belle de nuit.
Bryone.
Casse.
Chicorée.
Coloquinte.
Cuscute.
Épurge.
Fleurs de pêches.

Fleurs de Sureau.
Fruits d'anis et de fenouil.
Huile d'olive.
Liseron.
Pruneaux.
Ricin (graine).
Rhubarbe (racine).
Séné.

11° Narcotiques (emploi dangereux).

Belladone (feuilles sèches).
Ciguë.
Jusquiame.

Morelle.
Pavot.
Tabac.

12° Sialalogues.

Jaborandi.

13° Sudorifiques.

Baies de Gaïac.
Bouillon blanc.
Bourrache (fleurs).
Jaborandi.
Salsepareille (racine).

Sassafras (fleurs).
Squine (fleurs).
Sureau (fleurs).
Violettes (fleurs).

14° Toniques.

Absinthe.
Angélique.
Aulne.
Busserole.
Camomille.
Centaurée.
Chardon bénit.

Coca.
Fumeterre.
Gentiane.
Houblon.
Ortie blanche.
Quinquina.
Sauge.

15° Vermifuges.

Absinthe.
Ail.
Aurone.
Courge.
Fougère mâle.

Grenadier.
Mousse de Corse.
Racine de mûrier à soie.
Semen Contra.
Tanassie.

16° Vomitifs.

Arnica.
Cabaret.

Ipeca.
Violettes (racine).

17° Vulnéraires.

Arnica.
Absinthe.
Bétoine.
Calament.
Chamœdris.
Hysope.
Millefeuille.
Pervenche.

Pied de chat.
Romarin.
Sauge.
Scolopendre.
Thym.
Véronique.
Tussilage.

CHAPITRE XI

EMPLOI DES MÉDICAMENTS
DE LA BOITE DE SECOURS
DE *LA VIGIE*

—

MÉDICAMENTS POUR L'USAGE EXTERNE

Acétate de Plomb (Eau blanche). — Contusion. — Luxation. — Fracture *sans plaie*.
Cinq comprimés pour un litre d'eau. — En compresses. Ajoutez une cuillerée à soupe de teinture d'arnica. Lorsqu'il y a plaie employer la teinture d'arnica sans acétate de plomb.

Acide Phénique. — Lavage des plaies. — Piqûres venimeuses.
Une pastille pour un verre d'eau. — Faire couler en filet sur la plaie.

Acide Picrique. — Brûlures.
Deux pastilles pour un verre d'eau. — Badigeonnage pour les brûlures légères. — Compresses pour les brûlures sérieuses.

Alcool Camphré. — Contusions légères. — Douleurs. — Piqûres d'insectes.
Frictions et compresses. — Ne pas laisser la compresse plus de cinq minutes pour les enfants et les femmes. — Ne pas dépasser un quart d'heure pour l'homme adulte.

Amadou. — Plaie avec forte hémorrhagie. — Cas pressants.
Appliquer l'amadou sur la plaie et le fixer solidement avec une bande.

Collodion. — Coupures légères. — Excoriations. — Erosion de la peau.
Badigeonner la plaie en dépassant ses bords avec un pinceau

après avoir bien lavé et humecté avec de l'eau oxygénée et avoir ensuite bien séché au moyen d'un tampon d'ouate hydrophile.

Eau Oxygénée. — Plaies. — Hémorrhagies externes. — Saignement de nez.

Après un lavage soigneux à l'eau phéniquée, appliquer l'eau oxygénée en la faisant couler sur la plaie au moyen d'un tampon d'ouate imbibée de cette préparation. — Pour les saignements de nez laisser en contact avec le point saignant un tampon d'ouate imbibée d'eau oxygénée.

Perchlorure de fer. — L'usage de ce médicament doit être exclusivement réservé au médecin

Permanganate de Potasse. — Injection. — Accouchements.

Une pastille pour un litre d'eau bouillie.

Sublimé. — L'usage de ce médicament doit être exclusivement réservé au médecin.

Sulfate de zinc. — Maux d'yeux. — Conjonctivite. — Inflammation des paupières.

Une pastill pour trois cuillerées à soupe d'eau bouillie. — Lavages, bains d'yeux. Se servir d'un tampon d'ouate hydrophile qu'on changera chaque fois pour les lavages. — On peut se servir d'un coquetier comme œillère pour le bain d'œil. — Si la douleur est très vive, ajoutez une pastille de Laudanum à la solution.

Teinture d'Arnica. — Plaies saignantes ou contuses.

Une cuillerée à soupe dans un litre d'eau bouillie. — En compresses.

MÉDICAMENTS POUR L'USAGE INTERNE

Antipyrine. — Migraine, maux de tête, maux de reins, maux de dents, douleurs rhumatismales.

DOSE:

Adulte. — Une à quatre pastilles.

Enfant au-dessous de six ans, — une seule pastille; — de six à douze ans, — deux pastilles dans un demi-verre d'eau sucrée à prendre par cuillerée à soupe chaque heure.

Arnica (teinture) — Émotions violentes.

DOSE :

Adulte. — Vingt gouttes.

Enfant. — Cinq gouttes.

Dans un demi-verre d'eau sucrée à administrer par petites gorgées de demi-heure en demi-heure.

Boisson par excellence des blessés.

Bismuth. — Diarrhée sans douleur. — Dévoiement estival.

DOSE :

Adulte. — Quatre à six pastilles.

Enfant. — Une à trois pastilles.

Délayer dans un demi-verre d'eau sucrée un peu gommée; — à prendre par cuillerées à soupe de demi-heure en demi-heure.

Si la diarrhée s'accompagne de douleurs abdominales ajoutez *pour l'adulte seulement*, JAMAIS POUR LES ENFANTS, une pastille ou deux de laudanum.

Caféine. — L'emploi de ce médicament est absolument réservé au médecin.

Chlorate de potasse. — Maux de gorge. — Ulcération de la bouche et des gencives. — Muguet.

DOSE :

Six pastilles par verre d'eau, pour gargarisme. — Se gargariser fréquemment.

Trois à six pastilles par jour à sec sur la langue (laisser dissoudre sans croquer.)

Une pastille dans une cuillerée de miel. Écraser le tout pour badigeonner les gencives avec un pinceau. — Muguet.

Diascordium. — Diarrhée douloureuse. — Crampes d'Estomac.

DOSE :

Adulte. — Une à quatre pastilles.

Enfant. — Ne pas faire usage de ce médicament pour les enfants. Faire dissoudre dans un demi-verre d'eau sucrée, ajouter une cuillerée à café d'eau de mélisse. — A prendre par cuillerée à soupe chaque heure.

Eau de Mélisse. — Malaise général. — Faiblesse après hémorrhagie. — Menace d'évanouissement.

DOSE :

Adulte et Enfant. — Une cuillerée à café pour un verre d'eau sucrée à prendre par gorgées.

Ergotino. — Hémorrhagies. — Règles trop abondantes. — Crachements de sang. — Pissement de sang. — Selles sanglantes.

DOSE :

Adulte. — Cinq à six pastilles.

Enfant. — Une à deux pastilles. — Faire dissoudre dans un demi-verre d'eau sucrée à prendre par cuillerées à soupe de demi-heure en demi-heure. Pour l'*Adulte seulement*, on peut ajouter une ou deux pastilles de Laudanum.

Ether. — Mauvaise digestion. — Crampes d'estomac. — Convulsions.

DOSE :

Adulte. — Vingt à vingt-cinq gouttes.

Enfant. — Cinq gouttes dans un demi-verre d'eau sucrée à prendre par cuillerées à soupe de quart d'heure en quart d'heure.

Dans l'évanouissement, on fera respirer l'éther en passant le flacon sous le nez de la personne sans l'y laisser plus de quelques secondes chaque fois.

Ipéca. — Indigestion avec difficulté pour rendre. — Mal de gorge. — Etat de malaise avec langue sale et mauvaise haleine. — Vomissement du matin. — Empoisonnements. — Bronchite.

DOSE :

Adulte. — Quatre à huit pastilles.

Enfant. — Au-dessous de six ans, deux pastilles ; — de 6 à 12 ans, une à trois pastilles. Délayer dans un quart de verre d'eau gommée qu'on administrera par cuillerées à soupe toutes les cinq minutes.

Laudanum. — Douleurs abdominales. Tranchées. — Vomissements incoercibles.

Adulte. — Trois pastilles dans un verre d'eau sucrée à prendre en trois fois à une heure d'intervalle.

Sous aucun prétexte il ne faut employer ce médicament pour les enfants au-dessous de quinze ans.

Perchlorure de Fer. — Hémorrhagies diverses. — (Voyez Ergotine.)

DOSE :

Adulte. — Vingt gouttes.

Enfant. — Quatre gouttes dans un verre d'infusion de fleurs d'orties blanches très sucrée, à prendre par cuillerée à soupe d'heure en heure.

Quinine (Sulfate). — Accès de fièvre violent. — Fièvre continue. — Névralgie rebelle.

DOSE :

Adulte. — Une à six pastilles, 2 au plus à la fois.

Enfant. — Avant six ans une pastille, — de six à douze ans deux à trois pastilles à prendre 1 à la fois, soit dissoutes dans un peu de café noir très sucré, soit écrasées dans une cuillerée de confiture de groseille.

Rhubarbe et Podophillin. — Constipation accidentelle ou partielle.

DOSE :

Adulte. — Une tablette avant le repas du soir.

Enfant. — Ne pas faire usage de ce médicament pour les enfants au-dessous de quinze ans.

Salicilate de Soude. — Rhumatisme articulaire, surtout dans la forme aiguë. — Lumbago.

DOSE :

Adulte. — Deux à quatre tablettes.

Enfant. — Jusqu'à douze ans : une tablette, faire dissoudre dans un demi-verre d'eau très sucrée. Administrer par cuillerée à soupe chaque heure.

Santonine. — Vers intestinaux.

DOSE :

Adulte et *Enfant :* même dose. — Sucer une pastille le matin à jeun pendant trois jours.

CHAPITRE XII

INSTRUCTIONS

POUR LA PERSONNE CHARGÉE DE FAIRE
LE PREMIER PANSEMENT

EN ATTENDANT LA VISITE DU MÉDECIN

Au cas où il existe une plaie :

1º **Se laver et se savonner soigneusement** les mains et ne plus toucher à aucun autre objet que ceux devant servir au pansement;

2º **Éviter de porter les mains sur les blessures,** sauf absolue nécessité ;

3º **Laver la plaie en l'arrosant doucement** avec la solution préparée comme il est dit (acide phénique).

Si la plaie saigne abondamment :

A. — Verser sur la plaie quelques gouttes d'eau oxygénée. *(L'Écoulement du sang s'arrête bientôt.)*

B. — Mettre au bout de quelques instants, directement sur la plaie et sans l'essuyer, 2 ou 3 morceaux de gaze hydrophile , puis un morceau de coton imbibé de la solution d'arnica.

Si la plaie ne saigne pas ou très peu :

A. — Mettre directement sur la plaie 2 ou 3 morceaux de gaze hydrophile.

B. — Appliquer ensuite un morceau de coton imbibé d'arnica.

C. — Dans les 2 cas, terminer le pansement en mettant une bande et en la serrant avec modération.

*Au cas où il n'y a pas de plaie, mais contusion simple,
entorse aux jambes ou aux bras.*

1° Faire la solution (acide phén.) ;

2° Placer sur la partie blessée un morceau de **coton imbibé
de cette solution** et maintenir par une bande modérément
serrée;

3° Arroser fréquemment le pansement avec le reste de la
solution, de manière à **entretenir l'humidité.**

*N. B. — S'abstenir d'aucune manœuvre (frictions, mou-
vements, etc.).*

En cas de brûlure :

Arroser la brûlure avec la **solution d'acide picrique** (V.
Acide picr.), appliquer un morceau de **gaze hydrophile**, recouvrir avec un morceau de **coton hydrophile** et mettre une
bande modérément serrée.

*N. B. — Pour les plaies des bras ou des mains, faire
porter une écharpe.*

*Pour les plaies des jambes, faire allonger le blessé et
mettre la jambe un peu plus élevée que le siège.*

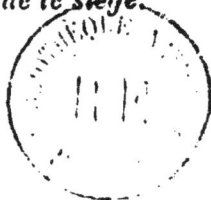

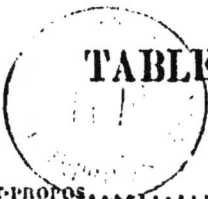

TABLE DES MATIÈRES

—

DEUXIÈME PARTIE
L'INFIRMIER

www.ingramcontent.com/pod-product-compliance
Lightning Source LLC
Chambersburg PA
CBHW071908200326
41519CB00016B/4529